Keep Perfecting with Persevering
—Memorable Tracks of A Surgeon

耿小平 著

精益求精，锲而不舍

——名外科医生的临床手记

U0333992

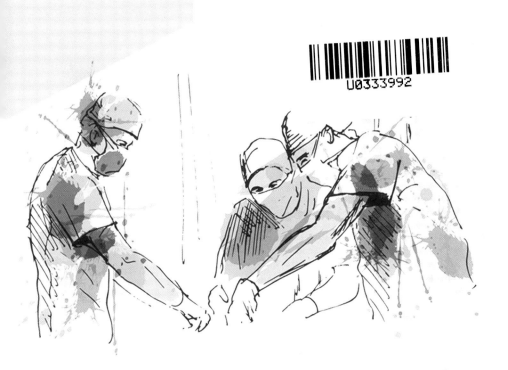

APTIME
时代出版

时代出版传媒股份有限公司
安徽科学技术出版社

图书在版编目(CIP)数据

精益求精,锲而不舍:一名外科医生的临床手记 / 耿
小平著. --合肥:安徽科学技术出版社,2024.2
ISBN 978-7-5337-8685-4

Ⅰ.①精… Ⅱ.①耿… Ⅲ.①外科-疑难病-病案-汇
编 Ⅳ.①R6

中国版本图书馆 CIP 数据核字(2022)第 254498 号

JINGYIQIUJING QIE'ERBUSHE YIMING WAIKE YISHENG DE LINCHUANG SHOUJI

精益求精,锲而不舍──一名外科医生的临床手记　　　耿小平　著

出 版 人:王筱文　　选题策划:杨 洋　　责任编辑:王丽君
责任校对:陈会兰　　责任印制:梁东兵　　装帧设计:武 迪
出版发行:安徽科学技术出版社　　　http://www.ahstp.net
(合肥市政务文化新区翡翠路 1118 号出版传媒广场,邮编:230071)
电话:(0551)63533330
印　　制:合肥创新印务有限公司　　电话:(0551)64321190
(如发现印装质量问题,影响阅读,请与印刷厂商联系调换)

开本:710×1010　1/16　　印张:13.25　　字数:265 千
版次:2024 年 2 月第 1 版　　2024 年 2 月第 1 次印刷

ISBN 978-7-5337-8685-4　　　　　　　　定价:68.00 元

序

    2015年初冬，我赴安徽黄山考察，到了徽文化气息浓郁的黟县。在参观当地文艺性标志——篆山书局时，受到浓重的文化氛围影响，我也随众人采购了两本书，其中一本为赵焰所著的《徽州梦忆》。当回程的高速列车飞驰在被誉为"最美高铁线"的京福线上时，我拜读了此书，作者在"楔子"一节中的寥寥数语无意间触发了我的写作欲望。文中写道："我想以一种较为干净的方式来写徽州，这样的方式不是泛泛地介绍，也不是自以为是的臆断，更不是功利的结论，而是源于一种发现、一种贴近的理解，那种与徽州的心有灵犀，以及在这种明白中的诚实、客观的和宽容，都是我想努力做到的。"由此我想到自己的职业，作为一个即将卸任学科主任的外科医生，还能在教科书外对学生们说些什么？我深知写作十分耗时，但还是有了写作的冲动。我想把自己经历的一些不成功的或者是不太成功的和一些"起死回生"的病案，尤其是自己的学习体验与反思，以通俗而非完全学术的语言记录下来，为后辈的青年医生留下些可读之物，更希望能对他们临床诊疗水平的提高有所帮助。

    回顾自己30余年的外科之路。我想努力做到以诚实、客观和宽容的态度来记录、讨论，甚至反省自己过去的不足和过失。目的就是让年轻的同行从中警醒或引以为戒，少走弯路。我们的职业是难容犯错的，因为一个小错可能会酿成大祸，甚至要付出生命的代价。在大数据时代的今天，诸多发达国家均有记录外科技术和各种手术的相关综合数据库。研究人员可以查阅、分析某种技术，或某种手术的相关并发症和死亡数据，探究其原因，甚至可以对由单一疾病外科治疗引发的诉讼案件进行医学分析，从中发现可能被忽视的关键问题。但受我国复杂的医患关系所限，现今我们不但没有相关的国家外科临床数据中心，且各省市也没有可以共享的临床数据。所以，个人临床数据收集、积累、分析的结果，虽像大海中的一滴水，但如能诚实、认真地加以总结分析，就医患双方为此付出的代价而言，已是弥足珍贵。现今众多媒体乐于报道治疗成功的经验，如国内首创、国际领先、国际首例等报告层出不穷、不绝于耳，但对于各种光鲜的"高大上"外科新技术背后发生的严重并发症，甚至死亡的报道却少之又少。这种状况对正在渴望通过学习掌握外科技能的年轻医生来说可能是弊大于利。在临床中，只有实事求是、在反思中不断学习和检讨才是我们应该坚持的。如果我们能从不断反思中获取经验就可以避免重蹈覆辙，这也是对性命相托的患者最好的回馈和感恩。

为提高书稿内容的可读性，也让年青同行更易理解，本书以临床医学本科课程的《外科学》教科书为纲目顺序，对相应疾病临床诊治中的特殊病例加以分析和总结，书中每个案例均为本人亲历并记录，为保护隐私而做了少量不影响临床诊治过程的修改。由于本书采取叙事形式记录而非医学专业描述，因此未配附各种医学影像学检查和示意图，重在完整叙述病案，找出临床诊治方面的不足之处，并提出改进和避免再犯的意见。虽然其中多数病例的外科诊治过程并不顺利也未获成功，但这些经验教训可能是下一次诊治成功的基石。书中部分病例发生在 20 年前，甚至 30 年前，在当时的医疗条件下我们无法挽救他们的生命，但这些不幸的结果为我们日后的医学认识、救治和技术研究与创新提供了依据和动力。希望大家以史为鉴，勇于创新，不断攻克外科治疗难题。

我深知自己写作水平有限，在繁忙的临床工作和周末学术会议中难有完整的时间用于写作，但我还是努力在工作之余尽早完成初稿，为自己十分热爱的外科工作做一个小结。对我来说，重要的是把自己行医历程中的一些坎坷经历以文字的形式坦诚地表达给我的同行，这对我也是一种慰藉。人们常说，医生是人不是神，这是对现在医学发展中的不足及我们医疗工作中难以尽善尽美的宽慰。作为一名医生，我们不能以此宽容自己，而要让失败真正成为成功之母,我们需要用十分的努力不断探究失败或不足的真正原因。虽然剖析和批判自己的过程是痛苦的,但从中获得的点点滴滴都是"真金白银",相信这些经验和教训将从另一个角度帮助年轻医生更好、更快地成长。

目录

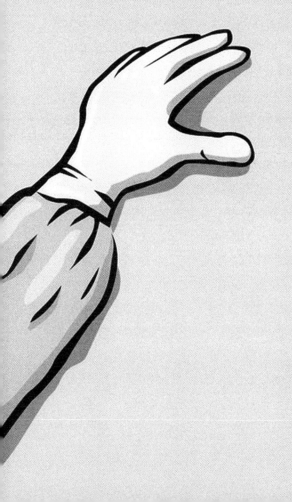
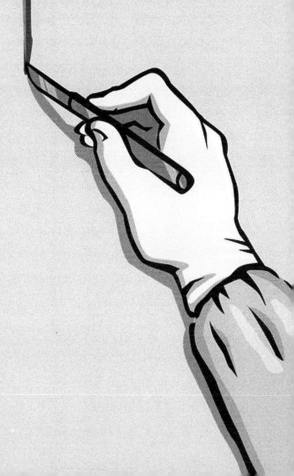

PART 1

第一章

外科学总论

第一节　代谢性酸中毒

发生代谢性酸中毒的主要原因是体内代谢的酸性物质积聚或产生过多,又或是 HCO_3^- 丢失过多。它常常是多种严重疾病的并发症而非一种独立的疾病。例如,在外科急性失血性休克、严重全身感染和严重缺氧状态下,大多会发生不同程度的代谢性酸中毒。

在 20 世纪 90 年代初期,外科尚无专门的 ICU 和监测设备,有一位胰体尾肿瘤合并糖尿病的患者,在行胰体尾及脾切除术后当天,出现神志不清、呼之不应的情况。在一阵忙乱中检查完各引流管、测量生命体征后,排除了腹腔内出血,进一步检查发现患者血糖明显升高、血 pH 下降且尿酮体强阳性,综合判断为代谢性酮症酸中毒,高血糖、高渗性昏迷。经快速补充生理盐水、小剂量胰岛素、利尿纠正水电解质代谢紊乱等对症治疗后,患者逐渐清醒,继续监测血糖应用胰岛素治疗后康复出院。

对术前确诊糖尿病的患者,外科医生必须在术前、术中和术后补液时高度重视控制葡萄糖总量,同时补充胰岛素。通常认为,静脉输入 4 g 葡萄糖给予 1 U 胰岛素可以达到降血糖的目的。术中与术后的血糖监测十分重要,但对重大手术也不宜过分强调将血糖持续控制在正常范围内,特别在现今使用胰岛素泵时,如不连续监测血糖则可能诱发低血糖休克。对多数大手术后的患者而言,应将血糖控制在 $6\sim10$ mmol/L 为宜。对于时间长、创伤大的手术及术中有大量失血伴低血压或低体温者,术中和结束手术时应行血气监测,明确有无酸中毒并及时处理。治疗代谢性酸中毒必须标本兼治,在充分纠正各种休克和缺氧状态的同时酌情补用碱性药物。本案例就必须在补液治疗应用胰岛素控制血糖后再考虑应用碱性药物,否则很难快速而有效地纠正酮症引发的代谢紊乱。这种因术中、术后输入大量葡萄糖而引发高血糖酮症酸中毒和高渗性昏迷的情况现今已很少见了,现在围术期麻醉管理理念已有很大变化,术中输液也已很少选用高渗葡萄糖溶液,加之术中多主张限制性补液并监测血气,故术后并发严重高血糖症状已极少发生。但外科糖尿病患者术后发生酮症酸中毒还可能存在,因此,对于围术期患者出现神志障碍时,应及时检测血糖和酮体加以排除。

严重的代谢性酸中毒是临床危重患者常见的致死原因之一,关键是引发严重持续性代谢性酸中毒的病因常难以及时被发现并加以纠正和治疗,例如严重快速失血、严重多发的全身感染等。因此,持续加重的代谢性酸中毒,仅仅是致死的一个表象信号而不是根本原因。作为一名外科医生应该知道,一旦发生以下情况,必定会产生不同程度的代谢性酸中毒,此时应及时监测血气并对症处理,以防酸中毒进一步加重而进入恶性循环。这些情况包括各种外科疾病、创伤及手术意外引发的急性失血性休克,短时的心跳呼吸骤停和突发急性缺氧,胃肠道急性穿孔伴严重腹膜炎,特别是结肠肿瘤梗阻伴穿孔引发的粪质性腹膜炎、急性重症胰腺炎伴坏死感染、肝脓肿破裂等各种原因所致的细菌性腹膜炎、腹部严重创伤伴休克等。在救治这些危急重症时,一旦手术控制了原发疾病和创伤后,就应立刻想到需要及时处理代谢性酸中毒,不要把这些治疗留给麻醉医生或 ICU(重症监护室)医生,唯有及时发现,第一时间及时纠正和治疗,方可提高救治成功率。

第二节　感染性休克

　　任何外科感染性疾病处理不当,均有可能引发感染性休克,其主要表现为全身炎症反应综合征(systemic inflammatory response syndrome, SIRS),而外科感染性休克必定有原发性外科感染病灶,常常是外科处理不当所致。

　　在 20 世纪 80 年代后期,我曾遇到一例重症胆道感染中年女性患者,急诊入院时该患者重度黄疸、发热、神志淡漠、四肢湿冷、低血压,超声示胆总管多发结石、胆囊已切除,化验示肝功能 Child B 级,凝血时间延长 5 秒。经多位主任医师会诊检查,一致诊断为急性梗阻性化脓性胆管炎伴感染性休克、胆总管结石、胆囊切除术后综合征。当时尚无微创外科技术,经内镜治疗也未开展。传统的治疗原则是外科清除胆道结石并行胆道减压引流,且应尽早行手术治疗。作为住院总医师的我立即安排患者手术,虽然手术设计并不复杂,但术中还是遇到了巨大困难。首先是患者上腹部因既往开腹胆囊手术和胆管炎造成广泛粘连、水肿,在电刀还不普及的年代,多采用钝性分离,当显露到胆总管时,术野已经到处如出汗样广泛渗血,所有分离面均密集渗血,血压也不断下降。在尽快予以胆道减压原则的指导下,快速切开胆总管,但取出几枚巨大结石并引流出脓性胆汁后,患者生命体征更加不平稳。因此,紧急放置 T 形管后缝合胆总管并关腹,最后在缝合切口皮肤时,每次角针缝合处皮肤针眼均快速出血,我暗自在想这下可能是劳而无功了。返回病房时患者仍处于休克状态,在输血和应用大剂量血管活性药物状态下勉强维持生命体征,T形管、腹腔引流管持续引流出血性胆汁和渗液,同时切口仍持续渗血。当时大家都无计可施,只能不断更换敷料后把腹带再打紧些,盼望起到压迫止血的作用,剩下的只能是苦苦等待。此时,无论是外科医生还是患者家属,大多认为患者可能凶多吉少。但第二天奇迹出现了,当我大清早满面倦意地去查房时,惊喜地发现患者神志明显好转,切口渗血停止,休克也部分逆转。尽管经历了切口感染等多种并发症,患者病情还是逐渐好转,最终带管出院,并在随访中经胆道镜取净残余结石。此例感染性休克发生的原因是胆道多发结石梗阻继发细菌感染和急性化脓性胆管炎,在抗感染治疗无效的同时胆道梗阻进一步加重。救治成功的关键是及时行胆总管切开取石、T形管引流,术中和术后均引流出脓性胆汁,细菌培养也证实为大肠杆菌引起的感染。因严重的胆道和全身感染致肝功能和凝血功能受损,导致手术经过十分凶险,但及时进行胆道减压,引流出脓性胆汁,有效地缓解了感染性休克的SIRS症状,改善了重要脏器功能,为全身药物治疗打下了良好的基础,从而使患者最终获救。由此可见,外科感染性休克是一个以全身炎症反应为主要表现,局部外科感染性病变为始动因素和治疗靶点的外科性疾病。其治疗的关键是在适当的时机选择适当的手术方式清除外科感染之源。而常见的治疗误区是,我们希望在患者病情稳定或稍有好转时选择手术,目的是提高手术安全性,但这种一味地保守和等待,往往会延误最佳手术时机,等来的只有失望。常有人形容外科医生是刀锋上的舞者,手术决策是成功的前提和关键所在。现今这些可能引发严重外科感染的疾病,在民众健康意识不断增强的当下,多数在较早期就可以获得及时而有效的治疗,少有患者因延误治疗而发展为外科感染性休克。虽然如此严重的胆道感染伴感染性休克的病例越来越少见,但其死亡率极高,仍应引起足够重视。在积极抗感染的同时果断且不失时机的外科手术是治疗的关键,面对如此重症的患者我们需要在有信心、有决心的同时与患方进行充分而深入的交流和沟通,争取在完全获得理解的基础上使治疗更加及时而完善。这也是考验外科医生智慧和决策能力的关键时刻,此时不但要有能力,更加需要有担当!

在微创外科技术快速发展的今天,对有些外科感染性休克,可以应用微创技术结合分期手术进行治疗,从而显著降低外科治疗风险,改善并提高治疗的安全性和有效性。2013年春季,一位外地转诊患者来到科室时已出现高热、黄疸、低血压、神志淡漠、少尿等感染性休克症状。这是一位35岁的年轻男性患者,在其2岁和34岁时已先后做过两次胆道手术,术式记录不详。入院后立即施行抗休克治疗,同时行CT和血清学检查,结果提示胆总管囊状扩张Ⅰ型、肝肾功能损害,TB:132 μmol/L,PT:27 s,BUN:20.66 mmol/L,Cr:392 μmol/L。综合评估后决定先行微创胆道减压引流和抗感染及抗休克治疗,入院后第2天行经皮肝穿刺胆道置管引流术(percutaneous transhepatic cholangial drainage,PTCD),置管后当即抽出脓性胆汁,培养证实为大肠杆菌和海藻希瓦菌感染。经引流24小时后和积极地抗感染治疗,患者病情明显好转,代谢性酸中毒和休克基本纠正。PTCD引流2周后胆红素降至正常,随后间断关闭PTCD导管,予以出院。出院后嘱患者加强营养,2个月后来院复诊,肝肾功能正常,无感染征象,全身营养状态好转,决定行胆总管囊状扩张症根治性手术。虽然经历了肝门区严重粘连,切除原胆囊空肠吻合等多种技术困难,仍为患者顺利施行了标准的完整胆囊和囊状扩张的胆总管切除和肝总管空肠Roux-Y吻合术。患者术后恢复良好,疗效满意。由此可见,对外科严重感染者,经精确诊断和评估,应用微创技术控制并缓解胆道和全身感染后再施行确定性手术是现今精准、微创外科治疗理念的体现,避免了过去那种"铤而走险、拼死一搏"的开放外科治疗方法。这也是近代外科发展的标志性技术。这种有计划、分阶段的外科治疗也体现了外科损伤控制的原则,有效降低了手术死亡率并改善了治疗效果。但是当外科感染灶微创引流难以完成或者不满意时,应果断决定施行必要的开放引流手术。

第三节　肠外营养

　　完全胃肠外营养支持被认为是近代医学发展里程碑式的技术,具有与器官移植同样重要的临床意义,它的成功研发挽救了众多急危重患者。完全胃肠外营养是经中心静脉置管输入碳水化合物、脂肪、氨基酸、电解质及多种维生素和微量元素,在患者不能进食时可以长期维持其生命。一位来自上海的青年女性患者,因小肠广泛坏死而行全小肠切除术,在应用全肠外营养支持后生存至今已近 40 年,并且成功怀孕生女。这一生命奇迹也彻底解开了人体营养吸收和代谢之谜,同时也为预防和治疗全肠外营养的并发症提供了难得的宝贵经验。凡事均有利弊,全肠外营养的治疗作用毋庸置疑,但在实际应用中常可能发生静脉导管并发症、代谢性并发症、肝脏损害、肠黏膜萎缩及肠源性感染。在肠外营养应用最多的外科 ICU,我们曾遇到一例胃癌根治性全胃切除术后并发吻合口瘘和营养不良的患者,入室后即行经右锁骨下静脉穿刺置管全肠外营养支持,但当输注营养液近 1 000 mL 后,患者呼吸困难逐渐加重,听诊右侧胸呼吸音减低,床边超声检查发现右侧胸腔积液。经积极对症治疗后症状稍好转,行无创呼吸机支持治疗的同时经右胸壁穿刺,结果从右胸腔内抽出脂肪乳样液体,立即停止右锁骨下静脉营养输注改为经外周静脉输注和部分肠内营养支持,右胸腔置管引流。积极治疗后患者肺功能恢复,营养状态逐步改善后转至外科病房。另有一例老年肠癌患者术后行锁骨下静脉置管后发现皮下快速血肿形成,同时血压下降、心率增快、外周血氧饱和度下降,床边超声发现右胸腔积液,考虑为穿刺损伤动脉引发出血,随即停止营养液输注,拔出导管局部加压、积极进行止血治疗。患者先后并发失血性休克、呼吸衰竭、全身感染等一系列严重并发症,在外科 ICU 经历了 2 个多月的精心治疗,最终转危为安。临床诊断为锁骨下穿刺置管锁骨下动脉意外损伤伴右侧血胸呼吸衰竭。这两例肠外营养深静脉置管的严重并发症均发生在开展肠外营养支持的早期,可能与医生操作技术和经验不足有关。现今已较少需要经锁骨下静脉向上腔静脉置管来完成肠外营养液输注了,这是由于静脉营养液配方不断改进使其渗透压下降,对血管的刺激性降低,多数已可经外周血管短期输注,解决了外科术后短期营养支持的问题。此外,在超声引导下的深静脉穿刺技术日益成熟,过去的盲穿技术日渐少用,特别是近年经外周静脉穿刺置入中心静脉导管(peripherally inserted central venous catheters,PICC),不但可以避免上述严重并发症的发生,还可以更长时间保留静脉输注导管,显著减少了导管相关并发症的发生。因此,对预计静脉治疗和肠外营养治疗时间长于 1 个月的患者应推荐使用 PICC 技术。对于经锁骨下静脉穿刺置管,建议在超声引导下施行,首次滴注治疗时应以超声检查判断是否有导管移位和意外穿破血管的情况发生。

第四节　肠　内　营　养

肠内营养是指通过胃肠道提供营养支持,多应用于神志不清,不能或不愿经口饮食的、严重营养不良的患者。通常经胃管或小肠营养管给入肠营养液,这种符合生理营养支持的方法较完全肠外营养更具优势,因而在临床上有一句广为流传的名言"肠道只要有功能就应该使用它"。正因如此,近年来,肠内营养支持被更多的外科医生和患者所接受,它同时具备使用方便、符合人体生理过程、耐受性强、无须有创静脉置管且价廉等优点。肠内营养应用时可能会出现腹胀、腹痛和腹泻等不能耐受的症状,但通过改变剂型、加温、缓慢匀速输注,遵循从少到多、从稀到浓、从慢到快的原则,多能使患者耐受良好。由于需要行肠内营养支持的患者常合并外科手术并发症,病情危重,有时要求将营养管放置在近端空肠,但此时可能会发生意外并发症。

不久前,我们重症监护室收治一位从外地转入的急性重症胰腺炎患者。在其发病第 5 天,经 CT 检查发现其胰腺部分坏死伴胰周大量渗出,同时有较严重的全身炎症反应综合征。根据临床诊断和急性重症胰腺炎的诊治指南,当地医院决定放置肠内营养管,随即在 X 线透视引导下通过幽门经十二指肠向近端小肠置入营养管,插管过程中虽有一定阻力、伴患者腹痛不适,但最终置管成功。第 2 天输入肠内营养制剂后患者即出现严重腹痛。转入我院 ICU 后,经询问,置管医生在导管进入十二指肠降部后感觉阻力很大,用力插入带导引钢丝的营养管后患者有腹痛,透视下见导管已至十二指肠水平部。此时我们为排除患者出现十二指肠穿孔,分别经小肠营养管和胃管注入造影剂。结果发现,经小肠营养管注入的造影剂很快扩散至腹腔,十二指肠穿孔明确,随即拔出小肠营养管。1 天后在胃镜直视引导下,经幽门十二指肠向近端空肠重新置入营养管支持,先采用全肠外营养,待十二指肠穿孔愈合后再过渡至部分肠内营养和完全肠内营养支持。虽然此类置管并发症很少见,但临床上仍有发生。肠内营养管放置的方法很多,包括开放手术中置管,内镜引导和 X 线透视下置管,新研发的带头端气囊营养管则可经胃肠自然蠕动进入空肠,当有其他方法可供选择时,应尽量避免在 X 线透视下插管。此外,进行外科手术时,如估计术后患者需要较长时间的营养支持治疗,例如严重的胃、十二指肠、胰腺损伤,则应同时行近端空肠营养管置入术。常言道:"水能载舟,亦能覆舟",外科营养支持固然十分重要,但各种营养导管的置入并发症不容小觑,在选择不同置管方法时应视患者病情再做决定。如已发生严重置管并发症,一定要正确面对及时处理,切不可回避或避重就轻一拖再拖,避免错失救治良机而导致严重的不良后果。

第五节 破 伤 风

　　破伤风是破伤风梭菌经体表创口进入人体引发的感染。因破伤风梭菌可产生特别的痉挛毒素,该菌在人体内繁殖积聚后即可引发症状。随着人们生活和工作条件的不断改善,破伤风的发病率已明显下降,很多医院已没有专门收住破伤风患者的病房。1987年夏季,我在担任住院总医师值班时收治了一位门诊拟诊为"腹痛待查、急性阑尾炎可能"的青年男性患者,主诉为腹痛3天,持续加重。体检时患者神志和全身情况良好,腹肌紧张明显,压之痛甚,反跳痛不明显,提示腹膜刺激征阳性,但患者无发热和消化道症状,与急性阑尾炎症状不符。通常全腹肌紧张提示为较严重的腹腔内感染,但他既无感染相关症状,也无肠鸣音变化,在让患者侧身做腰大肌试验时,发现其腰背肌张力高,再行颈项肌检查也提示有抵抗,遂让患者张口,检查发现其张口困难,牙关紧闭呈痛苦面容。请上级医生查视后临床确诊为破伤风,遂收住入当时仍十分简陋的外科专病病房,房间窗帘紧闭以减少光、声对患者的刺激,同时行持续镇静和缓解痉挛治疗,2周后患者痊愈出院。

　　经追问病史,患者诉发病前下田做农活时右足底被刺破,入院时伤口已愈合,提示感染途径明确。而当患者腹肌持续痉挛引起腹痛时,门诊医生误认为腹内脏器感染致腹膜炎可能,因未能详细询问其病史并仔细检查,故错过了确诊的第一时间。设想一下如果误诊为急性阑尾炎而行手术治疗,后果难以想象!有时破伤风患者会以腹痛、头痛和无法张口等不典型初发症状而就诊,如不做详细询问和全身体检可能误诊误治。由于破伤风梭菌是经体表破损进入人体,因此传统医学教科书均将其归入外科感染,但临床上外科医生很少需要对伤口做清创处理,因为患者就诊时体表创口多已愈合。即便如此,当发现陈旧皮肤伤口时,仍需按要求进行消毒处理,如以过氧化氢溶液(双氧水)冲洗破损处,这是由于破伤风梭菌为厌氧菌。我们曾工作过的外科破伤风病房早已随外科大楼改建而被拆除,那间位于二楼东病区一角的专用病房,其简陋的设置至今仍时常出现在我脑海中,当时我们几位年轻住院医师需轮流分管,大家都认为这不是外科患者,每天仅需做好护理补液治疗,并未采取任何外科治疗措施,其主要危险是全身营养不良和并发肺部感染。因为那个年代既无呼吸机也无肠外营养支持,一旦发生严重并发症,除了补液、抗生素治疗,别无他法,所以当时确实存在破伤风并发严重肺部感染导致患者死亡的案例。现今各方面条件均显著改善,已少见破伤风患者住院治疗,也罕有死亡病例的报告了。今天的外科医生或许只能在教科书上了解此症,但也不能遗忘此病"张口困难,颈项强直,苦笑面容"的典型体征,以免误诊误治。

第六节 蜂蜇伤

蜂蜇伤常见的有蜜蜂蜇伤和黄蜂蜇伤,其中以黄蜂毒素较强烈。一般被蜇伤后多表现为局部红肿痛,对症治疗即可缓解。极少数伤者可出现迟发型过敏反应,表现为恶心、呕吐、呼吸困难、器官功能损害,甚至休克。2015年秋季,我院ICU收治了一例罕见蜂蜇伤患者,其病情发展之重和迅猛让我们始料未及,大有手足无措之感。患者是一位17岁的男性大学生,周末与同学上山游玩时不慎被蜂蜇伤,入院急诊行局部处理时神清、无呼吸困难,但数小时后即出现呼吸急促、心率加快、尿少、血红蛋白尿。Hb:78 g/L,Cr:261 μmol/L,AST:788 U/L,Mb:124 μg/L。ICU入院诊断为蜂蜇伤并发急性肝肾功能损害、横纹肌溶解症、高钾血症。经过积极的抗过敏、抗休克和利尿治疗,患者病情无好转。当日因无尿急性肾衰竭立即行血液透析治疗。但2天后患者病情进一步恶化,出现意识模糊、谵妄、血红蛋白和血小板进行性下降,凝血酶原时间(PT)和活化部分凝血活酶时间(APTT)延长,持续无尿,病情危重。科室内多数医生认为可能救治无望了,望着神志不清、奄奄一息的小伙子,大家都十分惋惜。此时他如同微风中摇曳的烛火,稍有风吹草动即有熄灭的可能。看着那静静旋转着的血透机泵,ICU的医护人员个个心情沉重,围着他查房时也有束手无策之感。经反复讨论并征得其家长同意后,我们在各方的大力支持下为其采用了血浆置换疗法。先后分次输入 5 000 mL 新鲜血浆,同时行血液透析治疗。经过 1 周的积极救治,患者的肝、肾、肺、脑功能开始逐渐改善,奇迹出现了,在治疗后的第 2 周,患者尿量渐增,神志也恢复正常,可经口饮食,出ICU 后转至肾内科继续治疗,最终治愈出院。

　　临床中,伴有如此严重的多器官功能损害的蜂蜇伤并发症极少见,多器官功能急性受损,甚至衰竭更是罕见! 在无救治经验可循时,采用积极的器官功能支持和多模式血液净化是抢救成功的关键。维护和治疗始动功能障碍器官,控制和避免引发更多器官衰竭极为重要。此类患者与日常ICU 所见到的多器官功能损害患者有着本质不同,患者发病为意外蜂蜇伤的中毒反应,原本并无其他基础疾病,故虽然病情危重,众多检测结果均已达通常无力挽回生命的数值,但经持续不断的强化治疗又"起死回生",这也提示我们,对那些因意外因素致伤致病者,应该坚持积极救治而不能轻言放弃。如今这位学生又回到了学校,重新踏上充满阳光的学习和生活之路。想到这些,我们全体医护人员的喜悦之情不胜言表。此后当我们救治危重患者陷入困境时,这些成功的案例就是激励我们坚持救治的最大动力。无论如何我们都会坚持救治,奇迹可能不会出现,但我们必须坚持到最后一刻,才能无愧患者和其家人对我们的信任。虽然临床上常常受经验技术和设备条件所限,我们不可能做到所有患者都能救治成功,但是不放弃,且在坚持中不断尝试新方法,就有可能获得最后的成功,这也是重症医学的魅力所在。每每想到这位充满青春活力的学生,我对生命就会有更深刻的认识,同时也对自己选择这份职业感到无比的自豪,它让我们在艰辛的工作中收获了满满的幸福感!

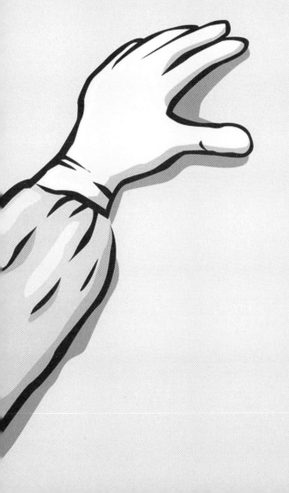
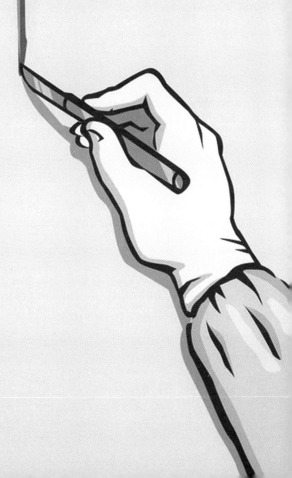

PART 2

第二章

甲状腺疾病

第一节 甲状腺功能亢进症

现今原发性甲状腺功能亢进症以内科治疗为主,很少需要外科手术治疗,仅少数内科治疗无效和部分重症患者需行手术治疗。目前因各大医院都建立了外科亚专科,故非专科医生接触此类患者的机会不多。30年前在我担任主治医师时,外科治疗甲亢还是很常见的大手术,有关甲亢手术的技术难点、围术期准备和术后严重并发症的处理均需要反复学习。尽管如此,受条件所限术后严重并发症仍常有发生,其中以甲状腺危象和术野出血较为常见。一次,我接诊的一位中年男性甲亢患者,双侧甲状腺Ⅱ度肿大。当时的外科治疗原则是行双侧甲状腺次全切除术,主张残留腺体在10 g左右,体积约等于末节拇指大小。术前每天晨起前为患者测量血压、心率,连续测量3天计算基础代谢率。虽然这种方法很不精确,但对判断甲状腺基本功能还是有一定的指导意义。另外,术前还需要连续每天逐渐递增口服碘剂,以控制甲亢症状,减少甲状腺腺体充血,使腺体缩小,为手术创造良好条件。记得当时手术时因患者双侧腺体肥大充血,在没有电外科器械的年代,只能依靠钳夹、剪开、缝扎这些基本操作步步为营地艰难完成手术。因缺乏良好的电外科止血设备,术中失血常多于600 mL,所以需要输血。术后第一天查房,患者诉口渴、大汗,伴面色潮红、心率98次/min,体温38 ℃,此时向上级医师汇报并提出疑有发生"甲状腺危象"的可能,这种严重并发症常以高热、神志变化及休克为特征,故当即采用加量口服碘剂,静滴激素、镇静剂,大量快速补液,同时行物理降温治疗,数小时后患者病情缓慢好转,心率和体温逐渐下降,提示已将甲状腺危象控制在初发阶段。这种严重并发症的发生与术前控制基础代谢不够,术中挤压肿大腺体及手术应激有关。目前由于有多种药物可有效减少甲状腺素分泌,避免高代谢症状,术中常规采用电外科器械分离腺体,可以很好地止血并减少挤压,因此术后已很少发生甲状腺危象。但仍须认识并重视对这一正在逐渐减少,甚至可能消失的外科严重并发症的诊断和处理。由于目前需要行外科治疗的甲亢仅限于内科治疗失败的病例,手术病例越来越少,故甲状腺外科专科医生已很少做此类手术了。

第二节　单纯巨大甲状腺肿

单纯性甲状腺肿好发于偏远贫困地区的女性，主要是碘摄入不足所致，安徽省大别山区较多见，是当年较为严重的地方病，多数患者十分贫困，发病多年未能得到及时治疗。50多年前安徽医科大学专家组深入大别山区对此病做了大量十分艰辛的流行病学调查，之后分析总结并提出了在食盐中加碘的方案，在当时获得了良好的防治效果，我校专家为攻克安徽省严重地方病做出了重大贡献，并因此受到了安徽省政府的表彰。我在担任主治医师时收住了一位来自大别山区的中年妇女，患者体型瘦小颈部肿大（当地称粗脖子病）20余年，近期感觉呼吸困难。体检发现她双侧甲状腺极度肿大，颈部周径已大于 50 cm，肿块质地较硬，夜晚患者不能平卧且呼吸困难，影像学检查提示双侧甲状腺肿大伴多个结节形成，气管明显受压变形已呈"C"字形弯向右侧。临床诊断为双侧巨大甲状腺肿，可疑癌变，气管受压软化。经科室讨论、麻醉科会诊，并与患者家属反复沟通、告知其风险后，决定行全麻下双侧甲状腺次全切除术。但如何行气管插管是关键一环。由于病变肿大的腺体正位于颈部气管前方，因此无法先行气管切开，考虑再三，几位主任准备先行清醒插管，几次试插管均告失败后，患者因气管受机械刺激而有少量出血，随之患者呼吸急促、氧合下降，只能在少量应用肌松剂后再次插管，但终因肿大腺体压迫致气管软化严重变形移位无法成功。此时在肌松剂的影响下,患者自主呼吸减弱,面罩给氧阻力很大,患者因严重缺氧、酸中毒导致心跳、呼吸骤停,最终未能手术而死亡。虽然患者家属十分理解,但在当时我们手术团队郁闷的心情难以言表。客观地说,尽管我们在术前做了许多有关技术困难和应对风险的准备,但临场前大家还是心中无底,期望主任能够带领大家闯关应对。在大家心中,这仍是一台没有亲历过的、具有极大风险的手术。假设麻醉成功,手术也极难顺利完成,但绝大多数外科医生都十分愿意挑战高难度和高风险的手术,只要有一线生机,只要患者有要求、能理解,我们就应该义不容辞地去尽力争取。现在回想起来,在当时的技术条件下,面对这类患者,哪怕我们做了再多的准备,在条件受限的情况下仍难确保手术安全。如果放在今天,结果可能就不一样了。在现今的医疗条件下,应用可视化气管镜引导插管并吸痰,插管成功率会显著提高;如不成功,还可在局麻下应用电外科器械行甲状腺离断气管切开插管……这是我经历过的唯一一例未行手术即死在手术台上的病例,也是我挥之不去的痛。如果在今天,我们一定会大概率地完成这台手术,且有条件能够很好地应对术中出现的各种并发症。可惜时光不能倒流,记忆虽然痛苦但不能忘却。

第三节　甲状腺腺瘤

　　甲状腺腺瘤属良性肿瘤,但因有时难以与肿瘤相鉴别且有恶变的可能,故外科手术指征较宽松。在 20 世纪 90 年代,多数患者是因发现颈部肿块而前往医院就诊,当时均建议手术切除,这使得甲状腺次全切除术也成为常见的颈部手术之一。当时术中不使用电刀,仅用缝扎和结扎止血,手术技术相对较为"原始"。某日我为一位中年妇女行单侧甲状腺腺瘤切除术,术中见瘤体约 3 cm 大小,行保留上极的左甲状腺次全切除术,手术过程顺利。中午患者返回病房,当时按常规要求患者应去枕平仰卧,颈部切口行加压包扎后加盐袋压迫。下午上班后因手术顺利出血少就未再查看患者,约在术后 5 h 我经过病区走廊时,听护士向值班医生说患者诉切口胀痛,值班医生行皮下穿刺未抽出血液,仅引流管引流出少量血性液体。我当即前去查看患者,打开切口敷料后,见患者左颈部肿胀。随即我意识到此情况可能为术野出血并有可能随时导致气管受压窒息,于是立刻将患者送入手术室打开切口探查,结果发现甲状腺术野并无渗血,原因是三角针缝合切口时,有一针穿过了皮下浅静脉致针眼向切口下方持续渗血,形成皮下血肿故术野引流管无法有效引流。这种皮下血肿类似海绵吸水,穿刺时很难抽出积血,幸好及时发现并处理而未导致患者颈部皮下血肿压迫窒息,实属幸运。此后在每例患者缝合切口时我们都会注意观察皮下浅静脉的位置并确保未受损伤。目前临床大多采用可吸收线行皮内缝合,可以明显减少损伤和此类并发症的发生。由于甲状腺的解剖特点是血液供应丰富,紧邻气管和重要神经,包括喉返神经和喉上神经,因此要求在此处手术时更应做到精细和准确。目前此类手术已常规应用电外科器械,可达到精准有效止血的同时减少损伤。随着神经探测仪的应用与专科医生手术技术的不断提高,严重手术并发症的发生率已降至3%以下,甚至更低。尽管如此,在完成甲状腺大部分切除术时和术后仍应做好各种防范工作,方能达到万无一失。某次我为一位患者施行左甲状腺腺瘤切除术,他在我院门诊已随访3年余,其左甲状腺下极有一枚1 cm大小的囊腺瘤,化验指标均正常,故建议他随访观察,也可择期手术。患者每年多次体检,因每次超声检测瘤体均有几毫米大小的变化,加之专科医生也说不能完全排除恶变可能,最终他下决心接受手术治疗。我为他做了左甲状腺次全切除,当时已普及电刀,术中为减少电损伤还特意使用了纤细的钨丝电极,术中经过顺利,未显露喉返神经,术野放置扁平硅胶引流管,术毕患者清醒后发音正常,术后前两天饮食活动正常,第三天上午为他拔出切口引流管,当天下午他感觉声音嘶哑,直至出院后仍无明显改善。回顾手术过程,我认为腺体切除均紧贴被膜,损伤神经的可能性不大,后期经多次电子喉镜检查均提示一侧声带运动减弱。随后患者又赴上海专科医院进行多次检查和治疗仍未见明显改善,医患双方都十分焦虑,我作为主刀医生更是倍感压力,幸好经过近3个月的对症治疗,患者发音基本恢复。经与五官科专家讨论,认为术中电刀传导性神经电损伤的可能性大,后经查阅文献发现,术中电外科器械传导损伤神经已有相关报告。这也提示我们,在切除重要功能神经旁的肿瘤时,应避免全程用电刀,且应采用低输出功率,以免对神经造成传导性电损伤。如果应用双极电凝止血可能效果更好,因为双极电回路器械不会对附近组织造成电传导损伤,当然本例也不能排除引流管压迫神经造成损伤的可能,所以术毕应尽可能放置细小而柔软的引流管,且应尽早拔出。

第四节　甲状腺癌

　　甲状腺癌临床病理分为乳头状癌、滤泡状癌、未分化癌和髓样癌 4 种，其中乳头状癌约占 60%，而小儿几乎是乳头状癌。在谈癌色变的影响下，患者诊断后大多要求手术切除。而在 20 世纪 90 年代，临床治疗时更主张做扩大切除手术，简称"根治性颈清扫术"。我作为一名年轻的外科主治医师，对这种外科理论和技术可以说是非常崇拜，也期望有机会亲历并完成这样高难度的扩大切除手术。某日，门诊收治一位 60 岁的男性患者，右甲状腺肿块，质硬，约 4.5 cm 大小，较为固定，同侧扪及肿大淋巴结，放射性核素扫描提示甲状腺肿瘤为"冷结节"，临床拟诊为"右侧甲状腺癌"。虽然行标准的颈清扫扩大切除是理所当然的，但在目睹这类手术之后我问自己：为何要广泛切除颈前肌群和胸锁乳突肌，再广泛清除淋巴结和脂肪等软组织，导致术后患者颈部变形为"皮包骨"，有必要吗？ 在分析该患者病灶与周围组织关系后，我为他做了右侧甲状腺与峡部全切除，左侧甲状腺大部分切除，切除部分颈前肌，保留胸锁乳突肌。后来我读到相关文献才知道，这就是所谓的"功能性颈清扫术"。术后患者康复良好，颈部外形正常，我也很满意。但随访至术后 1 年，患者又发现颈部肿块遂入院，手术切除后经病理检查证实为淋巴结转移。此次手术后 8 个月再次发现颈淋巴结转移并行第 3 次切除，随后一直无瘤生存。这个案例提示我们，对甲状腺乳头状癌,虽然不必彻底切除颈前肌群,但仍须彻底清扫颈淋巴结,这也是目前主张保留神经与肌肉的所谓功能性清扫。本病例也提示甲状腺乳头状癌生物学特性较好,肿瘤很少侵及神经和肌肉,其复发转移以局部淋巴结为常见,再次切除转移淋巴结的手术仍可能达到治愈水平。外科基础研究发展至今,部分临床实践证实对恶性肿瘤扩大切除的理念可能存在错误之处。因为当恶性肿瘤进展到晚期,肉眼下的扩大手术清扫也不能达到根治性切除的目的,且手术创伤严重影响了机体的自身免疫功能,加之高发的手术并发症和手术死亡率,常常导致"手术很漂亮但结果不理想"的悲剧。从医疗风险效益分析来看,多数患者并不能从扩大手术中获益,这也是在提倡精准医疗的今天,仍需严控外科扩大手术的原因。

由于目前健康体检已十分普及,与经常会发现"健康人"有肺部结节一样,在健康体检时常有超声检查发现甲状腺结节,这些仅在超声下可见的结节样病变多数为囊腺瘤,极少为微小癌,通常有不少外科医生由于种种原因而建议手术切除。随着临床研究的不断深入,目前不少专科医生建议,对于小于 1 cm 的甲状腺占位可以观察,即便诊断为甲状腺癌,如果体积很小也不必急于手术治疗,这当然与其生物学特性和药物治疗效果显著相关,同时也涉及我们的治疗原则,即外科手术总是最后的选择。对于这些早期发现的小甲状腺癌和局部癌变者,手术切除的范围与中晚期甲状腺癌完全不同,多数专家认为不需要扩大切除。

一次我为患者行一侧甲状腺次全切除,瘤体约 1 cm 大小,位于左侧甲状腺下极,包膜完整,仔细分离切除后即将标本送做快速病理,正在缝合切口时病理诊断为左甲状腺乳头状腺瘤局部癌变。按照 20 年前的外科治疗要求,应追加施行完整切除左侧叶和大部分右侧叶腺体,施行所谓的根治术,但我想此例包膜如此完整,周围淋巴结无转移且为局部癌变,就没有再行扩大切除了。术后我不免心里有些忐忑,感觉自己做了一个不够完美的手术。术后患者密切随诊并服用少量甲状腺素,至今已有 10 余年,患者无肿瘤复发,且生活质量良好。外科学的某些进展常常有其偶然性,一些临时起念和意外发生的事件经过长时间的实践和观察,可能会形成新的理念和规则。记得我曾向尊敬的黄志强院士请教,为何胆道损伤直接修复后胆管内支撑引流管需要放置 3 个月以上?当时他老人家笑着说,谁也没有去深入研究,也没有专门的临床研究报告。据说在国外,某次为一位因犯手术时损伤了胆管,术中行端端吻合后放置胆管内支撑引流管,术后没有医生知道此管应该留置多长时间,该囚犯在术后第 3 个月不注意将支撑管拉脱,医生也没有进一步处理,因为观察中未发现任何问题,所以才有了今天建议大家留置支撑管 3 个月,以防胆道吻合口狭窄之说。这个故事已无从考证其真实性,但也算让我茅塞顿开。

同样是甲状腺瘤癌变,有些患者就没有这么幸运了。患者是一位老年女性,在外院手术时也是被诊断为甲状腺瘤,做了一侧腺体大部切除,术中病理诊断发现部分切除瘤体为乳头状癌。在与患者家属沟通后,医生决定加行病侧和峡部腺体全切除,对侧腺体次全切除。术后经数小时复苏拔管后患者被送回病房,但到达病房后发现患者生命体征不稳定,呼之不应并出现严重缺氧,随即将其推往手术室,即刻打开切口,见术野较大血肿形成,压迫气管致通气障碍,经再次插管呼吸机通气,清除血肿彻底止血处理后返回 ICU,术后患者无自主呼吸,生命体征极不稳定,严重代谢性酸中毒,经多学科会诊,认为患者长时间脑缺氧致脑死亡,教训惨痛。这也提醒我们,对于颈部大手术,应在术后第一个 24 小时内切实做到密切观察,方能及时发现并紧急处理因局部血肿压迫继发的通气障碍。虽然现在已有各种生命监测仪器,但术者和医护人员在观察监护指标的同时还必须亲自检查手术切口的引流情况和自主呼吸恢复情况,一时疏忽就有可能酿成致命大错!

PART 3

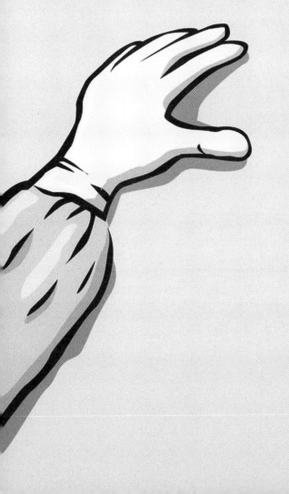

第三章

乳 腺 癌

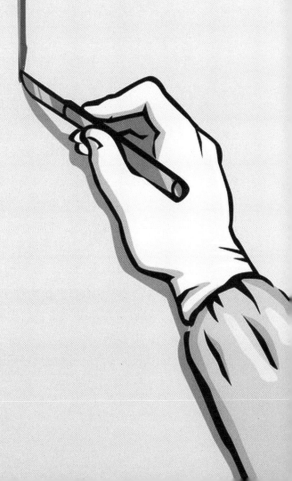

目前,乳腺癌是发达国家女性发病率最高的恶性肿瘤之一,也是临床与基础研究最多、进展较快的研究方向。从外科发展史来看,乳腺癌的手术方式也经历了由标准的根治性切除、扩大切除、改良根治性切除到局部切除加综合治疗的演变。外科治疗理念也有了根本的变化,其中肿瘤分子生物学与相关疾病基因的研究进展起到了重要作用。外科手术切除在乳腺癌治疗过程中的角色也从主导转变为协助全身性综合治疗。但在20世纪80年代末期,根治性切除手术是经典标准术式,当时采用的仍是Halsted于1894年创用的术式。一次我作为助手协助主任完成一例左侧乳腺癌根治术,完全切除了患者左侧乳腺、胸大小肌、全部腋窝淋巴结和脂肪组织,清扫切除后手术创面巨大。腋窝处的血管与神经完全裸露于术野,巨大的手术创面主要采用棉垫压迫止血,术毕以生理盐水冲洗缝合皮肤后采用夹有消毒棉的厚棉垫叠成团状分别置于腋窝和胸壁,然后再用多头胸带加压包扎。由于包扎得很紧,术后患者常有胸部紧缩呼吸费力的感觉。此例患者术后返回病房,当晚查房时(当年在我父亲的影响和要求下,几乎每位主刀医生都会在手术当晚来病房查看患者并完成自己的手术记录)发现患者血压下降,心率增快,打开胸带查视切口,见填压切口的棉垫移位,切口皮瓣浮起,引流管中仅有少量血性液体,行皮瓣下方穿刺抽出不凝血。急送手术室探查,拆开切口见皮下大量血凝块约1 000 mL,无明显活动性出血,遂以热生理盐水冲洗,部分渗血处缝扎,再次缝合切口,重新填压包扎胸带,经再手术止血、输血等治疗后,患者康复顺利。

这是我遇到的唯一一例乳腺癌术后出血再手术病例,究其原因,还是受当时技术设备条件所限,术中止血不彻底,术后包扎不能确切压迫全部手术创面导致的。现在的临床手术几乎全程应用电外科器械分离,止血快速且彻底,术后已无须传统棉垫填压"五花大捆"了。为减少手术部位皮瓣坏死和腋下淋巴漏这两个常见并发症的发生,手术时应注意:①当肿瘤较小或未侵及皮肤时,不宜切除较大范围的皮肤以防切口缝合时张力过大。②分离皮肤时勿损伤皮下血管网,注意保留薄层脂肪组织,特别注意调控电刀的输出功率,避免电功率过大而损伤皮肤。③对腋窝及锁骨下血管和神经不要损伤其外膜而将其彻底裸化,淋巴管需分别结扎。④腋下放置多孔微负压硅胶吸引管。⑤术毕将皮瓣贴附于胸肌即可,不必加压包扎避免术后患者呼吸不畅。加压包扎止血现今仅用于某些外伤和手术意外的暂时应急处理,常规手术已很少应用。

回想当年行乳腺癌根治术的情形,很多问题现今已很少遇到。当年受社会与医疗条件的影响,入院治疗的乳腺癌患者多已是进展期,局部肿瘤较大且多已伴淋巴结转移,当时的分期标准将肿瘤长径大于 3 cm 的归为二期,而临床上几乎 80% 以上的患者属二期以上的进展性肿瘤。当时尚无新辅助化疗概念,一旦确诊均行经典根治术,特别强调术中淋巴结和肿瘤清扫切除要彻底,故切除乳房皮肤范围很大,皮下分离紧贴真皮层,全部切除胸大小肌,"扫荡"式清除锁骨下和腋窝内的脂肪和淋巴组织。这种破坏性很大的手术常常会带来以下并发症:切口张力过大、皮下分离损伤营养血管引起术后皮瓣坏死,经久不愈;因腋静脉外周广泛分离致局部血液回流障碍,术后患侧上肢长期水肿无法缓解;广泛分离过程中损伤胸背神经致术后患肢抬臂运动受限,腋窝淋巴结清扫时相应的淋巴管处理不当致术后淋巴漏经久不愈,等等。这些手术并发症我都亲历并处理过,既给患者增添了痛苦,也给医生增加了压力和工作强度,且最终患者在生存时间和生存质量上并未获益。经过多年的临床研究,这种"得不偿失"的外科治疗现已很少应用了。目前提倡的精准外科治疗的核心是合理清除肿瘤和局部淋巴结,尽可能保全器官组织,改善肿瘤患者的生存质量。

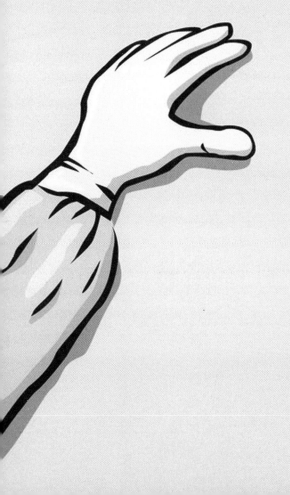
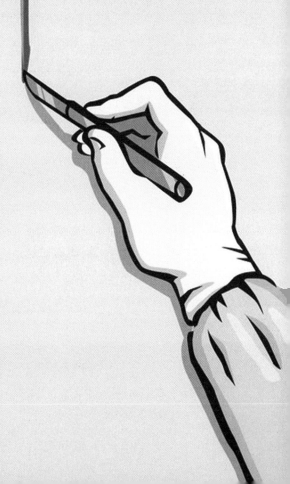

PART
4

腹 外 疝

第一节 概 述

　　腹外疝是由腹腔内器官经腹壁缺损处或薄弱处向外突出引起,包括腹股沟斜疝、直疝、股疝、切口疝、白线疝和脐疝,其中以腹股沟斜疝最为多见。早年与急性阑尾炎、大隐静脉曲张和痔疮一并被列为外科实习生、住院医师必须学会并掌握的"四大金刚"手术。虽然是基本外科"小"手术,但常常也会有意外复杂情况及严重并发症的发生。

第二节 股 疝

股疝常发生于中老年妇女,是肠管或大网膜经股管向卵圆窝突出的腹外疝。一次我接到内科主任的电话,说他们科老主任因腹痛排便困难多日而住院。已行多日内科治疗但症状仍未缓解,行腹部 CT 检查意外发现可能是左侧疝嵌顿。复习 CT 片子可见患者左侧腹股沟区有一内含肠管的囊袋样结构,腹膨胀,肠管多发积气、积液。患者体检见一般状况尚好,表情淡漠,腹部隆起,未见胃肠蠕动波,触诊无明显肌卫,左下腹深压痛,无反跳痛。左侧腹股沟韧带下方可见一半球状包块,局部压痛。经充分讨论会诊后确诊为左股疝嵌顿,决定立即行手术治疗。此时已发病 1 周,估计嵌顿肠管血运障碍并可能发生肠坏死,与麻醉科协商认为,此例高龄且伴肺功能不良者可能需行部分肠切除,经腹手术宜采用气管插管全麻。手术探查发现空肠嵌顿导致肠部分坏死和肠梗阻,还纳后行部分空肠切除吻合,近端小肠减压,腹腔冲洗,经腹左侧股管口荷包缝合关闭。术后早期患者恢复尚好,但 5 天后发生呼吸功能不全入 ICU 监护治疗,后因继发肺部感染行气管切开、呼吸机支持治疗。最终仍因呼吸衰竭、肾衰竭而未能挽救其生命。

现在回想此病例,我仍感觉十分痛心。总体来看,本案例有以下几点值得引以为戒:①应该重视老年人肠梗阻不典型症状,肠梗阻通常表现为腹痛、呕吐、腹胀、停止排便、排气，但高龄患者常以某一种症状为主诉，如不细致询问可能发现不了同时出现的其他几种症状，而仅追踪一种症状开展检查。②体检时仅行腹部触诊，没有按常规体检要求检查腹股沟和会阴区，直接导致股疝嵌顿的误诊。回想此失误我仍心有余悸，如不进行CT检查，或CT扫描范围未至腹股沟区，则仍可能继续保守治疗。因此，确诊前一方面必须进行全面规范的体检，另一方面对疑难病例行CT检查时应细致阅片，特别是有疑问时应结合患者病史与放射科医生共同阅片并讨论。③这样一位高危、高龄患者，虽然仅行一个腹部Ⅱ类手术，但是一旦发生麻醉和手术并发症则可能是致命的，术后在肺部护理、预防并发症、抗生素与输液治疗及营养支持治疗方面，都要根据患者当日病情仔细均衡地制订个体化精准治疗方案。经过此次教训之后，凡在教学讨论和查房时，我都时时叮嘱各级医生对疑有肠梗阻的患者，必须检查并确认有无腹股沟疝嵌顿，这种简单的提醒对自己和大家都是有益的。特别在当下，各种先进检查方法和人工智能发展日新月异，我在病房和门诊常常看到不少医生仅依据各种电脑显示的影像和检查报告看病，而不再亲自检查患者、询问病情。这种似乎有些"倒退"的现代诊断方法实在令人担忧，故最近我再次强调应该重视医学生毕业后的规范化培训。在医院投入巨资新建的培训中心已有模拟手术室、模拟ICU和模拟产房等，在感叹科技发展之快的同时，我担心学生和老师是否还能坚持做好临床实践工作，而不是幻想某天会出现人工智能机器人医生代替医务工作者为患者治病。我认为，现今还是把这些高科技的发明创造留给科学家去研究吧，让我们脚踏实地利用好这些先进的技术设备，去更好地完成医学"三基"教育培训，教出更多比我们更出色的学生。在此我仍非常怀念这位已故的十分受人尊敬的老师，记得我在实习时她要求我每天晚上去病房查看患者，之后书写病程、病例分析，当时的我倍感压力，但现在回想起在内科实习的短短数月，还是感到收获很大，至今我对她老人家仍心存感激。我想对她说，我已竭尽全力按照您的要求努力做个好医生，但我没能成功地救治您，心中至今难以平静，尤其想到术前您对我的信任和术后病危期间您的坦然与理解，让我万分难过，都说"天堂"无病痛，但愿您能如此。这么多年过去了您的谆谆教导，既亲切又严肃的音容笑貌，仍时常浮现在我脑海。

第三节 造口旁疝

造口旁疝系各种原因所致的行肠道外造口术后腹内肠管或网膜经肠造口旁裂隙突出腹外。曾有一位86岁的老年女性患者因直肠癌行肿瘤切除乙状结肠造口术,术后又经历一次股骨颈骨折人工股骨头置换术,同时合并高血压、糖尿病和肺通气功能不良。近两年来患者常发生造口旁"鼓包"伴腹痛,每次均经保守治疗后缓解。可复性造口旁疝诊断明确,约1年前接受再次手术修复造口旁疝,但术后1月余又复发。患者此次就医为出现造口旁肿块难以回纳伴不完全性肠梗阻5天,体检发现造口旁半球形隆起无法回纳,伴腹胀,无发热,造口仍有少量排便、排气,但腹痛、腹胀逐渐加重。患者全身情况较差,卧床不起,乙状结肠造口外侧见一约15 cm的半球形肿块,局部压痛明显,肠鸣音亢进,CT见疝内容物为肠管、肠壁水肿,近端小肠扩张,腹内可见多发气液平面。此时无论患者有多少伴发病和高危因素也只能选择手术治疗且越早越好。分析此患者手术解剖之不利因素如下:①腹壁脂肪厚,肌层菲薄,抗张力极差导致上次疝还纳后直接修复手术失败;②造口旁疝内容物已近嵌顿,疝囊巨大,几乎无法直接修复;③已有一次疝修复手术史,局部粘连严重,分离时易导致肠管损伤。因此,决定采用造口旁疝专用之无张力修复补片。手术证实为造口旁疝,疝内容物为小肠,复位后肠管血运尚正常,无须行肠切除术后虽然发生原疝囊内积液,但经穿刺置管引流后治愈。

对老年人行结肠造口时,应注意控制造口部分皮肤及皮下组织切除范围,宁小勿大,根据拟拉出结肠口径设计切除部分皮肤,形成外口大内口小的圆形皮下通道。随后以"十"字形切开腹外斜肌筋膜、肌层和腹膜,酌情以手指强力扩张后引出造口肠管,以肠管通过腹壁略有紧缩感为佳,同时需将结肠与腹膜多点缝合固定,以减少造口旁疝发生的概率。一旦发生肠管疝出应注意及时行手法回纳避免发生嵌顿,如需再手术修复则强烈建议选用腹膜防粘连专用补片妥善行无张力修补,较大疝囊也应同时处理或预防性地于原疝囊内置管引流。对极度高危患者,一旦有明确的手术指征,医生应在充分准备与沟通的前提下,当机立断行手术治疗。如畏难而举棋不定,可能会错失最佳手术时机并引发严重后果。此病例最终手术成功,与精细良好的术后 ICU 监护治疗密不可分。对伴有多种慢性疾病和器官功能不良的高龄高危患者,即使手术创伤不大,术后进入 ICU 的监护治疗期间,外科医生也不可放手不管,而应坚持每日查看患者,及时发现可能出现的手术并发症,特别是术后补液治疗,应做到精准把握"宁少勿多",只有配合 ICU 医生做好精细治疗方能达到术后康复的满意效果。

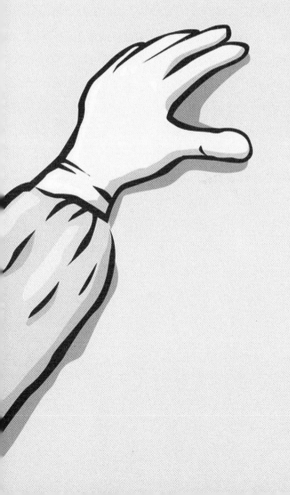
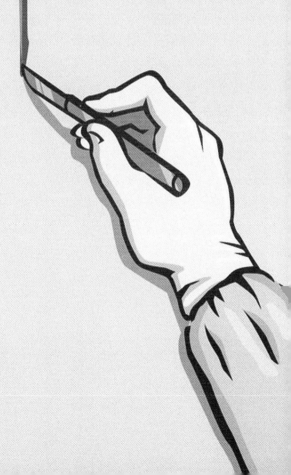

PART
5

第五章

腹部损伤

第一节　概　　述

腹部创伤导致腹内脏器损伤,现今以交通事故为常见原因。由于创伤的方式、原因、部位和程度不同,伤者表现出的症状与体征及病情危重的程度也不尽相同。对于伤者,我们必须尽快对其进行必要的体检,做出初步判断,在施行及时救治的同时,进一步全面评估伤情。虽然对急诊外科医生来说,处理好腹部损伤,不误诊、不漏诊、不错诊才是成功救治的前提,但有时也是十分困难的。随着临床急救医学的进步,有关腹内实质脏器损伤救治的原则也较前有所改变,ICU 的监护治疗对于提高救治成功率更有帮助。

第二节 脾 脏 损 伤

　　脾脏质脆易受伤破裂,目前的诊断和治疗水平不断提高,伤后通过超声和CT评估可以很方便地获得脾脏损伤的准确信息。通常Ⅲ级以上损伤需行脾切除治疗,而教科书上常强调小儿脾切除术后可能并发凶险性感染,虽然临床上这类严重的感染现今已很少发生,但术后粘连性肠梗阻常有发生。早年我们收治了一例因车祸伤在当地行脾切除的中年男性患者,其术后3天即出现腹胀、呕吐症状,腹部平片示左上腹多个气液平。保守治疗多日仍无好转,也未发生肠绞窄的症状和体征,继续保守治疗2周后仍不能进食。经科内讨论后再行手术治疗,手术经过非常困难,当时无框架式拉钩,仍做传统的左上腹经腹直肌直切口,显露十分困难。而大网膜、结肠脾曲与空肠广泛粘连于左膈下脾窝处,小心分离后,发现空肠在脾窝与膈肌粘连成角,形成不完全性肠梗阻。小心分离,使肠管复原后,梗阻解除,手术后患者恢复顺利。自此我们行脾切除术中均用温生理盐水反复冲洗左膈下脾窝处,放置引流管后再将大网膜和横结肠提起覆盖小肠,术后早期即让患者坐起并酌情下床活动,以促进肠蠕动通便治疗。这些看似简单的操作和治疗可以有效预防脾切除术后脾窝肠粘连的发生。这类手术并发症的发生很大程度上归结于当时根本没有术后快速康复的理念。那时患者和多数医生认为,大手术后应该禁食、静卧、休息,行补液治疗,殊不知,这样易使胃肠功能恢复缓慢,肠粘连,甚至肠梗阻的发生率也会增加。现今医生多鼓励患者术后尽早坐起并酌情下床活动,从而有效减少上述并发症的发生。这种术后快速康复的理念正在影响更多的患者和医生,已成为零成本且行之有效的预防术后并发症的方法。

在我做住院医师和住院总医师的年代(1982—1988年),凡腹部外伤腹穿抽出不凝血者几乎一律行急诊手术探查。回顾这些手术,术中约50%的伤者受损脏器出血已停止,最常见的是脾脏裂伤处黏附血凝块,但当时仍多数行了脾切除术。在超声、CT成为常规检查之后,通过众多外科回顾性研究发现,浅表的脾脏裂伤,特别对脾脏结构正常者一般无须行脾切除术。故目前教科书中提出脾破裂4级分类中仅Ⅲ级和Ⅳ级须行脾切除术。但需要指出的是:任何实质脏器损伤破裂施行保守治疗必须具备良好的临床监测观察条件,且主管医师的责任更重,要对可能发生的"二次破裂"有充分的认识和应急处理方案。受伤后2周内应密切观察患者状况,嘱其2个月内避免进行剧烈运动。所以说保留脾比切除脾的风险和责任更大!

第三节 胰腺损伤

由于胰腺部位深在,系半腹膜后器官,横行位于脊柱前方,因此一般腹部外伤时较少伤及胰腺,但发生车祸冲击伤时较易伤及胰腺,即方向盘胰腺损伤。虽然现今驾驶员有安全带和气囊保护,但胰腺损伤在交通事故中仍时有发生。当驾驶员出现腹部外伤时应认真排查,由于胰腺位于腹膜后,因此损伤时常不伴气腹和血性腹膜炎,但常有上腹部剧烈疼痛并向腰背部放射,经 CT 诊断会更方便准确。多年前我同学的弟弟在外地驾车时发生交通事故,因猛烈撞击导致其腹部受伤,急送当地医院诊断为腹部外伤胰腺损伤,紧急行手术探查。记录显示手术中发现少量淡血性积液,无消化道穿孔和肝脾破裂,胰头部呈粉碎性损伤,无活动性出血,术中经反复仔细探查后决定行胰十二指肠切除,术后并发胆胰漏,腹腔深部感染、多脏器功能障碍,虽经外科 ICU 全力救治,仍于术后 20 天死亡。

我没有参加此病例的救治工作,故对全过程的病情进展了解不深。但因他受伤之后其家人与我一直保持联系并向我征求进一步的救治意见,所以此病例救治失败对我的触动很大,至今我仍常常反思当时能不能做得更好些? 我认为,现在大家熟知的"外科损伤控制"原则,在临床工作中仍要很好地践行。对这样一位严重的胰腺损伤者是否应该遵循"外科损伤控制"原则而采取相对保守一点的手术方式呢? 针对腹部外伤,损伤控制的原则为抢救生命第一,保存器官第二,简化手术方式并做好计划性再次手术的准备。而期待通过一次"彻底手术"成功救治重伤者常常会事与愿违。如果对此病例先行部分无生机胰腺组织清除、胰腺裂伤修补缝合、胆总管T形管外引流、营养性空肠造瘘、胰头旁放置多根灌洗引流管……那么这些姑息手术可能会形成胰、肠、胆漏,不过也许能保全伤者生命并通过各种引流为日后争取更多的救治机会。胰十二指肠切除术在严重外力创伤的基础上往往又会带来巨大的手术创伤,双重打击对机体免疫力和组织修复功能影响很大。此时如营养支持治疗或手术处理细节不满意,加之正常软胰胰管纤细胰肠吻合困难,局部血肿形成致组织血供不良,识别正常组织困难等,术后很容易发生严重并发症,甚至危及生命。因此,对类似严重而复杂的胰腺损伤,应急处理首先以损伤控制、保全生命为原则,之后设计有计划再手术的救治方案,不宜期望"一步到位"的扩大手术能彻底解决问题。分次再手术的目的首先是"大事化小",先有效控制可能危及生命的伤情,例如分别采用胆总管T形管引流、胰周灌洗吸引、营养性空肠造口等,待救治成功、伤情平稳且获得良好的营养支持后,再有计划地施行相应的确定性手术解决遗留问题。这也是在面对严重多发腹部创伤时,遵循先救命后保器官功能的基本原则,但做出这样的决定和方案设计须基于医者丰富的经验和外科智慧。

第四节　胃肠道损伤

　　单纯的胃肠道外伤较少见,常同时伴有其他腹内器官损伤,其中特别应注意的是小肠破裂伤。由于胃和结肠破裂常有明显的腹膜炎症状和膈下游离气体,而小肠损伤症状常不严重且较为隐蔽,也很少有膈下游离气体,因此难以及时准确诊断。记得 30 年前我在一次值班时接到胸外科急会诊电话,一位警察在骑车上班途中遭遇车祸,当时的伤情为右侧肋骨骨折气胸,胸椎损伤下肢瘫痪,腹部压痛。接诊之后医院高度重视,在我会诊后院长又指示外科主任亲自会诊。当时担任住院总医师的我陪同病区主任再次前往胸外科急会诊,经检查,伤者腹部无外伤痕迹,仅有轻度压痛,肠鸣音减弱,无反跳痛和肌紧张,多点腹穿未抽出气体和液体,仔细观察卧位腹部平片未见膈下游离气体,随嘱保守治疗观察腹部体征变化。第二天下午我再次接到院长电话,建议对此伤者进行剖腹探查。当时我还不明白院长的意图,事后才知院长再次检查伤者时发现其腹胀、肠鸣音几乎消失,且高位截瘫时腹部仍有轻度肌紧张,虽然腹穿无阳性发现,但院长认为不能排除胃肠道损伤,当天下午即为伤者施行了紧急剖腹探查手术,术中发现患者腹内约有 500 mL 浑浊积液,肝脾胰实质脏器并无损伤,距屈氏韧带约 65 cm 处小肠部分断裂伴系膜血肿形成,遂行部分小肠切除,端端吻合,冲洗腹腔,放置引流管。术后伤者恢复良好之后转入康复科治疗。30 多年后的一天我接到此伤者电话,他已病退在家,但因下肢瘫痪致神经源性膀胱在泌尿外科住院接受治疗。此患者给我留下了深刻印象,也使我在日后的工作中遇到类似情况时更加慎重。

此例小肠破裂具有一定的代表性,由于小肠破裂或穿孔其症状及体征不明显,特别是合并脑部或脊柱损伤时常常因症状被掩盖而造成误诊,因此必须在仔细观察的基础上结合多次腹穿加以判断,腹部听诊也有其重要意义。如怀疑腹部创伤,持续反复腹部听诊未闻及肠鸣音且腹胀逐渐加重,就应高度怀疑有肠道损伤。从腹部听诊的角度来看,肠鸣音极度亢进和完全消失,均可能是急腹症的特殊表现。此病例提示胃肠道穿孔、破裂伤不能以膈下游离气体为确诊的唯一"金标准",更不能以此作为排除诊断的标准!医生必须亲自对伤者进行体检,关注其腹部体征的变化,是否有小肠损伤和穿孔,仅靠腹部平片、CT 和超声检查是远远不够的,因小肠肿瘤、小肠外伤性破裂或穿孔早期常常是影像检查的"盲区"!

第五节 直肠损伤

20世纪90年代前后，外科门诊的一项重要检查操作是对疑有直肠、乙状结肠病变患者行乙状结肠镜检查。当时采用的金属硬管镜配合小灯泡照明，一旦发现病灶则以活检钳抓取小块组织送检。患者在无麻醉条件下取胸膝位检查，年迈病重者多难忍受。这种较"原始"的检查方式现今已基本被纤维乙状结肠镜取代，这对患者来说无疑是一个福音。但在当时，这种检查是发现直肠与乙状结肠肿瘤并获得病理诊断的唯一手段。一天下午我在病房值班时接到门诊电话，有一位患者在行直肠镜检查时发生了穿孔，当时检查医生从内镜中看见小肠，随即急送至病房，经体检，患者剧烈腹痛并伴腹膜炎和气腹症。经上级医生会诊后决定立即行手术探查，术中发现盆腔内有少量粪水样积液，直肠与乙状结肠交界处对系膜缘见一约1.5 cm穿孔，黏膜外翻。因患者镜检前做了灌肠排便，故腹腔污染较轻，降结肠内无明显积粪。术中再三考虑后为患者做了穿孔修补，盆腔冲洗置管引流。当时主导的手术原则是行降结肠造口术，在营养支持条件不佳的情况下，一期修复结肠穿孔术后并发肠漏的可能性很大，好在患者年轻，穿孔前营养状况良好，无肿瘤病变且肠道准备尚好，术后并未发生令我提心吊胆的肠漏。但从那之后，每当我做乙状结肠镜检时，均不再采用闭式插镜的方法，而改为在镜身进入直肠后即取出内芯放入光源，在明视的条件下向乙状结肠插镜,如遇阻力,绝不强力插镜。在注意了这些问题后,检查期间我有幸未再遇见穿孔及肠漏。由于现今因营养支持条件很好,检查时也有各种材质的冲洗吸引管可以选用,因此对年轻、体质佳、局部污染轻、肠道准备充分的低位结直肠穿孔者仍可试行一期缝合修补。新近甚至有报告采用内镜专用修复夹夹闭穿孔进行修复,以及联合应用腹腔镜与内镜一期缝合修复穿孔获得成功的案例。虽然剖腹手术修复加结肠造口至今仍是教科书上的手术原则,但已不再是"金标准",一期修复结肠穿孔成功无论对患者还是医生而言都是一种期待和福音,但只有准确把握适应证,才能提高手术的成功率。

第六节 肝 损 伤

至今我仍清楚记得,1981年我们外科病房收住了一位右上腹外伤的患者,男性,17岁,系在放牛时不幸被牛角戳伤右上腹,估计伤及腹内脏器,于当地医院简单处理伤口并向腹内填压纱布后转至我院。住院后伤者因伤口流血不止加之腹穿不凝血,拟诊为"肝破裂"而紧急行手术探查。当时既无CT也没有良好的超声技术,仅根据体检和腹部平片结果即行探查手术,按照传统我们为患者做了右上腹经腹直肌直切口探查(当时不主张做肋缘下弧形或上腹屋顶样切口),术中艰难显露后发现右肝后叶部分毁损伤,清除部分破碎肝组织后,以大针缝合止血,因显露和技术上的困难,故仅放置局部引流而终止进一步探查。术后我分管此伤者,经常规治疗2周后发现其引流液呈浑浊血性,2天后在无诱因情况下引流管大量出血,伤者休克,当时立即夹闭引流管后大量输血,1天后伤者状态平稳,再开放引流管时流出陈旧性血性液体,患者可进食,营养状况改善。正在大家深感庆幸时,一天夜里伤者父亲惊慌失措地到值班室报告说伤者又大出血了。我当即赶到病房,只见病床上有大片血迹,患者呈严重休克,再次夹闭引流管后大量输血,第二天伤者状况再次平稳后,经全科讨论后诊断为"肝右叶外伤破裂清创术后局部感染合并大出血",决定再行手术探查。最后由科主任与治疗组主管医师上台,仍沿感染部分裂开的原切口进腹并向右侧增做一横形延长切口。好不容易分离肝周粘连,术野已广泛渗血,清除部分肝下坏死感染组织后即刻大量涌血,此时台上的医生都高度紧张,在加快吸引积血后隐约可见出血来自肝下下腔静脉右侧破口,这下大家更紧张了。在那个年代,下腔静脉几乎是普外科手术的禁区,我们年轻住院医师几乎没有看过分离、显露下腔静脉,更谈不上阻断、修复下腔静脉了,但在当时大量输血和低血压状况下也只能试一试了。主刀医生用大针将下腔静脉破口旁的腹膜后组织与肝脏缝合起来,抽紧打结后出血基本停止,冲洗术野重放引流后结束手术。伤者术后未再出血,在经历了切口感染、反复发热、右胸积液等并发症后,最终治愈出院。

如今,这个九死一生的放牛娃现在应该已是人到中年,愿他健康、幸福。虽然30多年前受医疗技术条件所限,但此病例惊险的治疗过程仍对今日外科医生有所提示:①开放型肝外伤破裂是污染状态,术中、术后的抗感染治疗十分重要,术后一旦发生肝周感染则可能继发大出血。②术中良好显露,在阻断入肝血流后,应彻底清理、切除已毁损的肝组织,虽然创面彻底缝合止血是手术原则,但在严重休克和无法足量输血时可先局部填压止血处理,待病情平稳后再行计划性手术止血。③下腔静脉和主肝静脉的压力较低,在紧急情况下可采用缝合裂口周围组织压迫止血,一般较少导致回流障碍。今天肝脏外科技术已发展至较高水平,对于复杂严重的肝外伤破裂手术要求做到彻底清除无生机之肝组织,彻底的清创切除可以减少术后继发感染坏死,同时行肝创面的彻底而细致的止血缝合,以减少术后渗血和胆漏。但这些处理都是因时、因地、因人而异的,对这种常伴失血性休克的严重肝外伤,需要审时度势,以快速止血、抢救生命为第一原则。在损伤控制的前提下,做好有计划的再手术准备可能更为安全、有效。

目前,肝外伤多采用美国创伤外科协会(AAST)的分级标准,依据血肿和损伤范围深度、有无活动性出血、包膜是否破裂、是否合并大血管损伤等分为六级。总体来看,目前临床对生命体征基本稳定者多行积极保守的治疗方法,其中对Ⅲ级以下的肝损伤可获得90%以上的治疗成功率,对少数重型肝损伤也可获得满意疗效。

2013年我们收治了一位外地青年伤者,男性,17岁,系骑车时被撞伤,后在当地医院接受救治,经CT诊断为肝破裂,累及右叶和部分左内叶,肝脏损伤体积＞70％,肝被膜尚完整,肝内见大小不等之积血区,经补液、止血、扩容和抗生素治疗后伤者生命体征平稳。后因肝功能损害和发热,当地医院认为可能须行肝移植术而转入我院 ICU。伤后 1 周 CT 示伤者肝损伤体积增至 80％,转氨酶显著升高,胆红素轻度升高,肾功能正常。入 ICU 后伤者生命体征基本平稳,腹穿抽出暗红色不凝血性液体,初步判断无活动性出血后决定继续行保守治疗,入院诊断为外伤性肝破裂,AAST Ⅳ级。重新放置右下腹引流管后引出约 1 500 mL 暗血性液体,随后引流液转为黄色腹腔积液。在 ICU 和外科病房保守治疗 30 天后伤者安全出院。住院期间伤者经历了黄疸、肝功能损害、发热等并发症,行多次血、腹腔积液培养均未检出细菌,最终血肿部分(约 50％)被吸收,右肝内形成约 8 cm 大小分隔样囊性占位,可能为胆汁瘤或血肿,因患者无发热加之有黄疸,故未行穿刺置管引流,后经多次 CT 复查证实基本被吸收。针对如此大范围的外伤性肝破裂行保守治疗是极具挑战性的,由于伤者生命体征尚平稳,因此给了医生进一步评估和保守治疗的机会。此病例治疗成功较为重要的因素除了肝包膜完整、未继发再次破裂,还应关注几个重点:①胆红素升高是否为"胆血症",一种为肝内胆管与血管同时破裂,局部形成胆汁与血液混合积聚,胆汁可能逆向进入血液循环致胆红素升高;另一种可能则是外伤致肝功能受损,表现为肝细胞性黄疸。影像学检查、全身状况及肝功能的评估有助于鉴别诊断。②病程中发热是继发感染还是血肿被吸收所致,常常不易鉴别。本病例多次采用血培养和腹腔引流液培养检查,基本排除了继发深部感染的可能,避免了进一步行开放引流术。③避免发生二次破裂者。在 ICU 期间禁止伤者下床活动,避免剧烈咳嗽和用力排便,密切观察腹腔引流液性状,一旦发生二次破裂须行开腹手术探查止血。伤者出院后通过远期随访 CT 复查,原本严重损伤的右肝形态基本恢复正常,肝内血肿几乎完全吸收,伤者工作学习与生活正常。由此可见,即使是Ⅳ级的严重外伤性肝破裂,当肝被膜相对完整且患者生命体征平稳可控时,仍应先行保守治疗。肝脏的自我修复功能很强,特别是青少年,故不宜急于手术探查,特别在有良好监护治疗条件和肝脏外科专科医生管理时,更应酌情先行非手术治疗。

目前,Ⅴ级以上的严重外伤性肝破裂的死亡率仍很高,特别当救治条件受限时手术成功率不高。多年前的一个夜晚，我接到一家医院的电话，一位铁路交通事故伤者经手术探查发现肝破裂伴休克，要求紧急会诊。当我赶到时发现伤者已休克，收缩压仅维持在 50～60 mmHg。经询问得知，术中吸出大量积血后并未发现活动性出血部位，但当术者探查至右膈下肝脏时出现大量涌血，初步判断为下腔静脉或主肝静脉撕裂伤，局部填压纱垫后仍出血较多，还未等我洗手上台伤者即因心跳呼吸骤停救治无效死亡。通常在肝破裂探查术中应把握以下几个要点，切勿抱有侥幸心理盲目操作：①以最快速度吸除积血找到第一肝门，可以采用阻断带或阻断钳立即控制。②辨清肝脏破裂的部位和深度，根据术中伤者生命体征酌情选用清创切除/对拢缝合/局部纱垫加压处理，以达到止血目的。③当怀疑有下腔静脉或第二肝门处大血管损伤时，如局部血凝块形成无明显出血，则应与麻醉医师协商，调整好伤者生命体征，并在充分备血的情况下，邀请肝外科医生协助处理，做好第一肝门和肝下腔静脉阻断的准备。肝上下腔静脉可采用肝移植术中常用的"眼镜蛇钳"或沙氏钳阻断，否则不宜盲目移除血凝块，这样可能引发瞬间无法控制的大出血，此病例教训深刻。

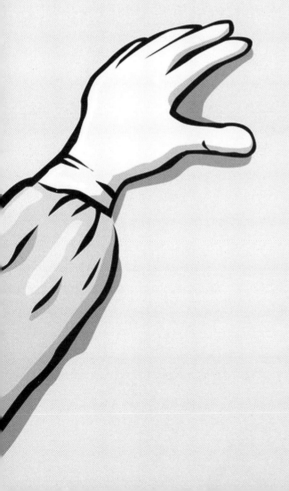
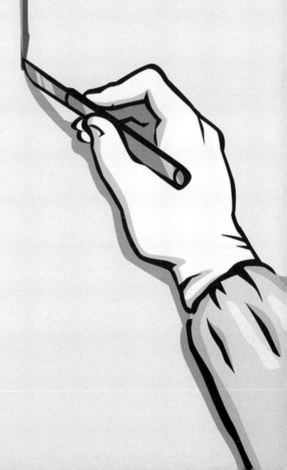

PART 6

第六章
胃十二指肠疾病

第一节　胃　溃　疡

　　现今,胃十二指肠溃疡几乎不需要外科治疗了,但在 20 世纪 70 年代外科手术治疗仍是主流,除了行经典的胃大部切除,还发展了选择性迷走神经切断术,外科手术成了治疗顽固性上消化道溃疡的主要选择。20 世纪 80 年代早期,我们科室收治了一位胃大部切除术后溃疡复发的患者,现在回想起来应该是胃泌素瘤。但当时的检查手段十分有限,通常要对此类复发性胃溃疡患者行 2 次以上胃切除后方才认识到可能是胃泌素瘤,因为当时无法测定胃泌素水平,故将此类患者统称为胰岛细胞瘤,也译作"卓-艾综合征",现今又称为胰腺功能性内分泌肿瘤。此患者为中年妇女,全身营养状况一般,系再次胃部分切除手术,由高年资主任医师主刀,进腹后发现局部粘连严重。正在大家全神贯注手术时,患者生命体征突然不稳,随即心跳呼吸骤停,原本计划行残胃部分与胃肠吻合口切除的手术只能终止,虽经积极抢救但仍未能成功。这是我第一次经历术中麻醉意外,故印象极其深刻。当时的术中监测和救治条件十分简陋,反思经过后还是很难确定哪个环节出了问题,可能与当时没有任何监护设备,仅靠间断手动测量血压和脉搏观察患者生命体征并调节麻醉用药有关。这种意外现今虽已很少发生,但也提示术者,在紧张的手术中要不断观察患者生命体征,当手术进行至困难部位或预料可能会大量出血之前应积极主动地与麻醉医师沟通,必须按计划实施手术,主刀医生也要养成术中随时观察患者生命体征的习惯,只有做好术中的精准再评估,才能有助于手术计划的修正。

第二节　胃　　癌

胃癌是最常见的消化道恶性肿瘤之一，特别在安徽省的部分地区发病率较高，这可能与当地的饮食习惯有关。近几十年来临床对胃癌的诊治水平不断提高，外科手术治疗的术式虽然变化不大，但术前新辅助化疗、术中温热灌注化疗及近些年的分子靶向治疗均大大丰富了现今胃癌的治疗手段，一定程度上改善了治疗效果。在 20 世纪 90 年代中期，众多外科医生推荐在胃肠肿瘤手术中应用低渗蒸馏水冲洗浸泡术野，目的是清除腹腔内可能存在的脱落残留肿瘤细胞。我本人在此传统经验影响下，也对 1 例进展期胃癌患者行全胃切除术后应用大量蒸馏水浸泡术野治疗，但首次尝试，术后患者即出现严重并发症——十二指肠残端漏。后经充分引流和持续的营养支持治疗痊愈。这可能与术中较长时间以低渗蒸馏水浸泡术野导致吻合口和十二指肠残端局部水肿有关，如术后不注意营养支持和适当的胶体溶液输入则易发生吻合口漏或十二指肠残端漏。随后又听说外院 1 例直肠癌根治术后同样以大量蒸馏水灌洗，术后患者出现严重的水中毒。可见，对消化道肿瘤切除术后采用大量低渗蒸馏水灌洗腹腔很可能弊大于利，但以大量生理盐水冲洗腹腔则更加稳妥，因为这种冲洗是减少腹腔脱落肿瘤细胞残留最佳的物理疗法。因此，对临床每一种未经严格设计和质控的研究结果应谨慎学习和应用！切不可道听途说就照搬应用。

十多年前,我应邀去一家医院为一位胃癌患者会诊,患者是一位中年女医生,因胃部不适行胃镜检查而确诊。当时查左锁骨上淋巴结肿大且融合成团,穿刺病理诊断为腺癌。会诊意见为晚期胃癌不宜手术建议化疗。常规化疗结束后再评估,锁骨上肿大成团的淋巴结已消失,全身情况稳定,故患者与家属强烈要求手术治疗。遂在结束化疗 2 个月后施行全胃切除术,术后患者恢复良好,但术后第 3 个月即发现腹腔与腹膜广泛转移伴大量腹腔积液,再行化疗则无明显效果,术后半年去世。

此病例可能有一定的代表性,即晚期胃癌经保守治疗后可能经肿瘤学评估会"降期",药物治疗效果良好,此时常常燃起患者争取获得更好疗效的希望。针对这些临床评估肿瘤"降期"的患者是否应该选择手术,目前还存有很大争议。从本病例来看,手术结果不理想,这可能是因为手术创伤打破了已形成的机体与肿瘤的平衡状态,加速了肿瘤的发展。当肿瘤与机体达到某种平衡时,我们"带瘤生存"目的已经达到,接下来是更好地维持这种平衡,而不必采用激进的"敌退我进"的手术治疗方案,以免事与愿违。虽然这仅仅是个案,但也提示我们,胃癌综合治疗后的降期可能与原发性肝癌完全不同,多数宜行手术切除原发病灶,以争取获得更好的治疗效果。

部分特殊的胃部恶性肿瘤因其生物学特性和药物治疗的进步,已不再是外科手术治疗的适应证,例如胃恶性淋巴瘤。很多年来我一直认为,如此之大的溃疡型恶性病变唯有完整切除才有可能获得好的疗效,且因其病变位于胃体故常需要采用全胃切除术治疗。但随着临床上对恶性淋巴瘤组织学分型的研究进步和针对性靶向药物治疗水平的提高,通常确诊为胃恶性淋巴瘤后宜首选化疗和分子靶向治疗,除非发生诸如大出血、穿孔或消化道梗阻等外科并发症才需要手术治疗。此外,对起源于胃的间质瘤也不主张一律行胃大部切除,仅完整切除瘤体即可,故常采用胃壁局部切除,有些突向胃腔的小肿瘤甚至可以在内镜下行微创局部切除而不必行开放手术治疗。记得有一位中年女性患者从内科转诊来我科,经上腹部 CT 检查提示为食管胃结合部肿瘤。此患者最初因进食有梗阻感而先行胃镜检查,镜下见贲门部黏膜正常,胃镜通过困难,先后 2 次行胃镜局部球囊扩张后症状部分缓解后又复发,最终经 CT 发现贲门局部占位性病变向管腔外生长,经开放手术证实为贲门和食管下段肿瘤,行经腹全胃和食管下段切除,食管空肠吻合,因瘤体较大且部分侵及食管裂孔,术中切除较困难。术后患者恢复良好,病理报告为间质瘤,高度风险型。此例病例提示我们对有明确消化道梗阻症状者,如内镜检查正常,还应行CT或超声内镜检查以排除来自黏膜下组织的肿瘤,特别是间质瘤。

第三节　十二指肠病变

　　由于胆胰管汇合开口于十二指肠降部,因此外科医生对十二指肠这个肠胆胰"三岔路口"大多心存敬畏。此部位一旦损伤或切除病变后修复重建较为困难,外科医生也担心术后发生十二指肠漏,因为十二指肠漏常合并有胆、胰、胃液,流量大且不易愈合,在早年不具备外科营养治疗条件时常是致命的外科并发症。前不久,我在行肝移植术中接到泌尿外科术中紧急会诊请求,到达泌尿外科手术室后我发现这是一例开放右肾巨大肿瘤切除术。因肿瘤侵犯周围组织,切除肿瘤后发现十二指肠存在较大范围破裂缺损,进一步清理术野彻底止血,冲洗后修剪切除被肿瘤累及的十二指肠破口边缘组织,见一约 4 cm 的斜形破口,位于十二指肠乳头开口上方,采用可吸收缝线行间断垂直褥式一层缝合裂口,彻底冲洗术野确认止血后,于十二指肠降部右侧和小网膜孔内各置一引流管,同时置入胃管,术后行全胃肠外营养支持并保持引流通畅。经过 1 周的观察治疗,最担心的手术并发症——十二指肠漏并未发生,术后病理诊断为右肾癌侵及十二指肠。回想此病例有幸术后康复主要与以下因素相关:①切除了十二指肠裂伤部可能被肿瘤侵及的生机不良组织;②保证了十二指肠良好的血供;③采用间断垂直褥式一层缝合,使肠壁修复处血供良好,避免了常规两层缝合修复裂口导致的局部张力过大和肠管狭窄;④术后良好的全胃肠外营养支持;⑤局部良好的多管引流。早年处理此类十二指肠病变或损伤时,常采用胃部分切除、胃空肠吻合转流术式,目的是使胃液不经过十二指肠,希望能减少十二指肠漏的发生。目前因围术期营养支持和手术技术及材料的改进,故直接修复或吻合十二指肠并不明显增加术后十二指肠漏的发生概率,不过前提是局部组织生机与血供良好,修复或吻合处张力适中。近年来,我们先后为3例十二指肠肿瘤(均为间质瘤)患者采取了肿瘤局部切除后十二指肠对端吻合或肠壁斜行缝合修复术,术后均未发生十二指肠漏。在局部缝合修复时应采用斜行一层间断垂直褥式缝合技术,从而避免两层缝合导致的局部血供障碍和肠管狭窄。如修复或吻合位于十二指肠乳头远侧部位,则主张行胆总管切开T管引流,以降低可能并发术后肠瘘的治疗难度。由于间质瘤是一种几乎不发生淋巴转移的交界性恶性肿瘤,因此发生于十二指肠的间质瘤,只要不侵及十二指肠乳头或胰头部组织,均可选择性完整地局部切除后重建吻合或局部缝合修复而不必行扩大的胰头十二指肠切除术。这样可以避免胰头十二指肠切除导致的严重手术创伤,改善患者的远期生活质量。

第四节　先天性幽门肥厚

　　这是一种常见的小儿先天性消化道畸形,主要表现为新生儿吐奶或并发肺炎。手术是首选的治疗方法。20世纪80年代初,临床医生仅靠患儿出现呕吐且在上腹扪及橄榄样硬块即做出临床诊断并行手术治疗。手术方法为经上腹正中切口提出肥大的幽门,沿长轴纵行切断肥厚的环形幽门括约肌至黏膜层,常见的手术并发症是术中强力分离切破幽门部黏膜造成胃幽门部穿破。1988年,我奉公派赴当时的联邦德国汉诺威市儿童医院小儿外科进修学习,其间参加了多台肥厚幽门括约肌切开术,有以下几点深刻体会:①做上腹正中十字交叉切口。因此类患儿多伴有不同程度的先天性营养不良,术后切口并发症高发,故采用剑突下方横行切开皮下组织后分别向上下分离皮瓣,做正中白线切口入腹,这样术后切口受力分散,不易裂开。②经此小切口将肥厚的幽门拉至腹外,小心全层切断幽门括约肌,用蚊式钳将其弯尖头朝向术者,以钳子背侧小心分离扩张至肌层下黏膜膨出。此时用力要适度,掌控好分离扩张深度至关重要。③切开的肌层内出血以往需用小针缝合止血,现在可以用小球状电极电凝止血,方便、有效!我已有二十多年不做小儿外科手术了,相信现今的手术技术一定有了很大进步,但当年的这些小技巧还是给了我很多帮助。这种小创伤的手术方法治疗先天性幽门肥厚常可获得立竿见影的疗效,术后患儿即可正常吃奶。

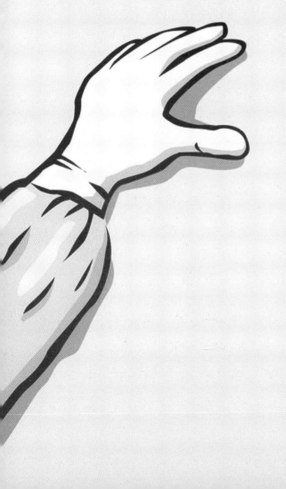

PART

7

第七章

小 肠 疾 病

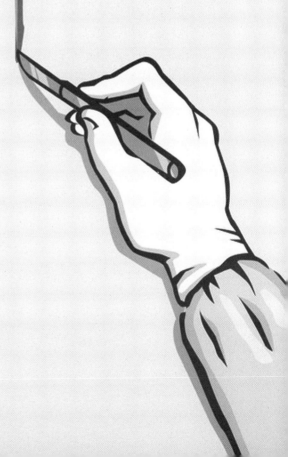

第一节 肠 梗 阻

肠梗阻是外科急腹症最常见的疾病之一,通常诊断并不困难,但涉及手术治疗时手术时机和手术方法常难以明确。临床上不同年龄段肠梗阻的常见原发性疾病各有不同,例如新生儿常见先天性肛门闭锁或狭窄,小儿则以肠套叠和先天性巨结肠为多见,青壮年多为肠扭转,老年人可能为乙状结肠扭转伴习惯性便秘或消化道肿瘤,而既往有手术史者多数是粘连性肠梗阻。决定是否手术需判断患者有无完全性肠梗阻和肠管血运障碍,即是否为绞窄性肠梗阻?我担任住院医师的第一年曾收治一位 90 岁高龄的老人,既往有便秘史,近两日全腹胀并停止排便排气,经检查诊断为低位肠梗阻,进一步行钡剂灌肠检查提示为乙状结肠扭转,影像学检查可见典型的乙状结肠"鸟嘴样"改变。随即行手术探查,术中见乙状结肠过长,呈 360°扭转,局部肠管血供不良,遂行乙状结肠切除,降结肠乙状结肠吻合。术后患者恢复良好,少量排便。出院后一度出现不完全性肠梗阻,随嘱自服麻油通便。次日下午接到其家属电话,知患者服麻油后不久即排大量稀水样便,同时有意识不清和休克表现,送到医院后我们发现患者已无生命征象。因事发突然且无进一步检查,据此判断可能是不完全性肠梗阻突然解除,大量肠内容物快速排泄的同时也有大量毒素被急速吸收,导致患者中毒性休克,加之高龄老人术后整体状况和心肺功能不佳,来院时已无救治机会。对此病例快速进展的过程回顾分析为:若手术时先行充分的术中肠减压,选用乙状结肠造口,分期还纳,虽然治疗周期长且需再次手术,但可能更为安全,特别是对高龄老人且有习惯性便秘者。当高龄患者术后复发肠梗阻症状时,应及时住院接受监护治疗,特别应注意低位肠梗阻在梗阻突然解除大量排便时易发生中毒性休克,此病例应引以为戒!

肠梗阻从病程来看分为急性肠梗阻和慢性肠梗阻两类,因临床表现明显,通常诊断并不困难。对于急性肠梗阻,作为一名外科医生应在熟知其四大症状之外,很好地掌握其特殊体征变化和影像学表现。阳性体征中除腹部压痛、反跳痛外,肠鸣音变化很重要,特别是活跃的气过水音、金属音和肠鸣音消失都是不好的预兆。腹部平片和CT是判断完全性肠梗阻或绞窄性肠梗阻的重要客观依据。与此同时,如患者呕吐物、排出物和腹穿抽出液中任何一种呈血性,基本可以确诊已有肠绞窄而需急诊手术治疗。另外,做出外科决策之前最重要的是仔细查看患者!我想即使到了人工智能时代,这仍然是我们外科医生必备的基本素质和技能,切不可完全依赖高新设备和医学机器人,否则必将导致我们的诊断思维能力不断退化。

不完全性肠梗阻和慢性肠梗阻是外科治疗中的难点,由于患者病程较长且能部分进食水,医生常常难以下决心手术,但其实有不少患者必须尽早接受手术治疗。曾有1例因胰头部肿瘤行根治性胰十二指肠切除术的患者,术后2周仍不能正常进食,只可饮水。经胃管造影提示小肠不完全性梗阻,采用积极的对症治疗1周后无改善,手术探查发现系胃肠吻合口外突的吻合钉脚将远端小肠上系膜钩住后使小肠成角悬吊于吻合口旁,复位小肠并剪去外突的吻合钉脚后结束手术。这提示我们,对任何外露的吻合钉和其他坚硬的外科材料,均应去除或以浆膜缝合包理处理为妥。特别在腹腔镜下手术需要经常采用一次性吻合器和闭合器,术后应仔细检查有无钉脚闭合不全或外露!慢性肠梗阻是指患者长期出现不规则腹痛、进食或排便障碍,这类患者常有消化道病变或既往手术史,虽然在外科医生心中绝大多数无须手术治疗,但对无手术史的患者应另当别论!有一位经消化内科诊断为肠结核的患者,虽然经过结核病专科医院半年多的正规强化抗结核治疗,但反复发作的不完全性肠梗阻症状仍不能缓解,加之存在营养不良,患者思想负担较重,精神状态很差,经过仔细评估并与患者反复沟通,最终消化科专家达成共识:患者系肠结核致慢性肠梗阻,病变范围大且形成局部肿块,药物治疗效果差,应选择外科治疗。在完善术前准备后我为他做了右半结肠切除。有关肠结核我以前接受的专业教育是,肠结核是全身感染性疾病在肠道的表现,通常经全身规范抗结核治疗可治愈,在没有出血穿孔、梗阻等外科并发症时无须手术治疗。如果行肠切除手术,则可能因全身性疾病、营养不良和腹内结核感染而致术后吻合口瘘高发。此病例术前虽然未发生严重的外科并发症,但还是常有不完全性肠梗阻和腹痛症状,特别是常规药物强化治疗后无好转,回盲部肿块不缩小伴压痛明显且缓慢增大。考虑现今的外科技术及材料与 30 年前已不可同日而语,故经反复思考并与患者充分沟通后,我决定为他手术。术中见回盲部有一约 15 cm 大小的肿块,与周围组织粘连严重,部分侵及右输尿管,手术按外科无瘤原则仔细保护隔离肿块,完成右半结肠切除,肠肠对端手工吻合。术后病理证实为肠结核部分溃疡形成,未见癌变。术后加强营养,配合早期康复治疗,患者最终顺利出院。术后 2 个月,患者体重增加近五公斤,经专科医生会诊已不再需要行抗结核治疗,肝功能恢复正常,此时我真为当时决定手术感到欣慰。患者经历了数年漫长的药物治疗和等待,经过我们的共同努力终于获得另一种意义上的新生,心灵也得到解放。可以想象,长期服用抗结核药物,反复抽血检查和治疗腹部病变仍不见好转,肝功能持续受损,加之反复发作的肠梗阻症状,患者看不到治愈的曙光,这是何等的煎熬。对于这些手术指征十分明确的疾病,我们应该从疾病治疗、心理安抚等多方面为患者考量,综合判断后慎重做出合理的选择,但有时合理的选择并不代表结果是理想的。看到这位患者露出久违的笑容,我们也实实在在地体会到治疗成功的喜悦。

第二节 小肠肿瘤

小肠肿瘤的发病率不高,常规的胃十二指肠镜和结肠镜均无法对小肠进行直观检查,临床上常依靠消化道造影和 CT 检查明确诊断,不过对小肠肿瘤的确诊率并不高。虽然现今纤维小肠镜已较为普及,但其对小肠肿瘤的诊断敏感性有限,准确率不高。由于小肠肿瘤症状不突出,病程较长致瘤体较大,因此这类体积较大的小肠肿瘤在常规的腹部 CT 检查中容易被发现,但在消化道造影时可因瘤体向肠腔外生长而不易被发现。曾有一位外地老年女性患者,因不规则腹痛、排便不畅去多家医院就诊,最后在北京一家著名医院诊断为结肠冗长症,即结肠过长引起肠传输障碍,钡剂灌肠提示主要为乙状结肠过长扭曲,反复沟通后患者最终决定接受手术治疗。在常规的肠道术前准备工作完毕后我赴当地医院为其手术,术中发现并切除了近 45 cm 长的降结肠和乙状结肠,行结肠对端吻合,术毕冲洗腹腔后从曲氏韧带开始手工顺行检查小肠,结果在距曲氏韧带约 50 cm 处发现一约 3 cm×4 cm 大小的外生型肿瘤,遂行部分小肠切除端端吻合,术后病理诊断为空肠腺癌。此例小肠手术术中的意外发现得益于术毕的常规探查。当外科医生准备关腹时意味着我们对此患者的诊断与外科治疗即将结束,关上这扇"大门"我们就不能在直视的条件下进行腹腔内探查了,所以,作为主刀医生应始终坚持在每一次腹部手术结束时仔细检查术野,除清点纱布外,更重要的是发现可能存在的问题,例如脾包膜撕裂、肠系膜血肿、输尿管电灼伤和胆漏等。现在有不少高年资主刀医生手术还没有结束就离场了,这意味着手术的最后一道关口可能失守。每一位关腹的术者都应坚持按常规做好手术结束时的相关检查,如此才对得起患者的信任及全体手术人员的付出。

PART 8

第八章

阑尾疾病

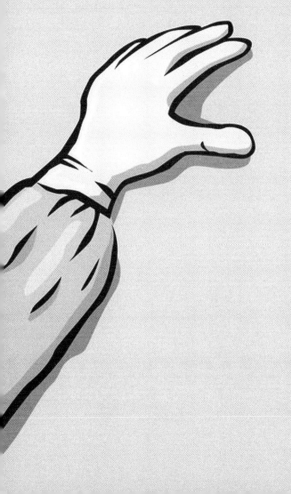
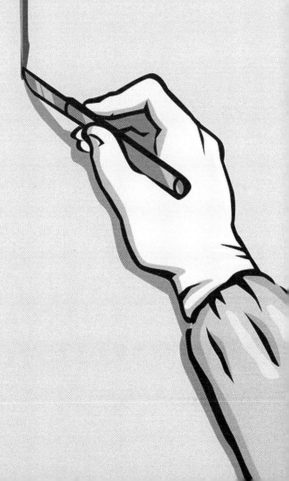

急性阑尾炎

急性阑尾炎是最常见的腹部外科急腹症之一,阑尾切除也是年轻外科医生必须掌握的四大入门手术(阑尾、疝、痔、大隐静脉曲张)之一。1981年我进入临床实习及1982年我入职普外科的第一天做的手术都是阑尾切除。记得早年曾有外科文献报道,急性阑尾炎阑尾切除手术死亡率约为0.1%,现今估计已远低于此了,但诊断延误,甚至诊断错误还时有发生,这类患者的手术死亡率估计会更高。因此,如何避免对急性阑尾炎的误诊误治,是急诊外科永远的难题。这也充分说明手术无大小,小手术也可能出大问题。

改革开放初期,我有幸被选为第一批公派赴德学习的专科医生,在德方的资助和安排下,我于1988年至1989年在汉诺威市立儿童医院和汉诺威医学院进修,学习小儿外科和肝胆胰外科,回国后我主动承担了本院部分小儿腹部外科的工作。一日,手术室护士长电话联系我,说她邻居的女儿在我院儿科住院多日,可能是严重感染,已神志不清,想请外科会诊一下排除是否有外科感染。我赶到病儿床旁,见其神志恍惚,持续高热多天,家长诉几天前患儿曾说腹痛,但随后仅腹胀,无呕吐和腹泻。体检发现患儿全腹胀,无明显压痛和反跳痛,但下腹部有肌卫,肠鸣音消失,行右下腹穿刺抽出少量黄色脓性液体,临床诊断为弥漫性化脓性腹膜炎,随即安排其转科,予以急诊手术探查。经右下腹腹直肌切口入腹检查,发现该患儿腹腔内有大量稀黄色渗液,消化道无穿孔,但右下腹广泛粘连,分离后见阑尾呈发黑坏疽样改变,遂切除阑尾,彻底冲洗腹盆腔后置管引流。术后第1天患儿体温基本正常,已清醒,3天后排便、进食,后因并发切口感染延期出院。随访20余年无肠粘连梗阻等并发症发生,听说该患儿现已做母亲,愿其家庭幸福生活美满。

小儿急性阑尾炎早期与晚期易有误诊误治的情况发生,特别是当患儿主诉不清,父母观察不仔细,而主治医生又未行常规仔细的腹部检查时更易误诊。此病例虽然经历了一次创伤较大的探查手术,但是起到了良好治疗效果,避免了一次严重的医疗事故,无论是对儿科医生还是外科医生都是一次警示!这个病例再次印证了有一种体征对于鉴别急腹症十分重要:患者腹痛、腹胀的同时肠鸣音消失,这种体征对于有感染征象的患者往往提示存在严重的腹腔内感染、中毒性肠麻痹或肠缺血坏死的可能,也强烈说明手术探查的必要性。特别是小儿,常常无法追寻准确的发病过程,这就需要我们根据各种医学检查和亲自细致的体检,迅速作出综合判断和决策。在此病例诊断过程中,及时行诊断性腹腔穿刺极为重要,这种应对较复杂的急腹症的诊治能力需要通过不断总结、反思和经验积累方可提高。

另一例让我印象深刻的小儿急性阑尾炎是误诊病例。一名6岁男童,诉高热、腹痛3天,急诊医生经门诊体检及抽血检验诊断为小儿急性阑尾炎后将其收住入院,当时医院还没有设立小儿外科,故急症患儿均入住普外科。我接诊后询问患儿父母,得知其病史中仅有发热、腹痛,无咳嗽和腹泻,腹部触诊全腹均有压痛,无明显肌卫和明确的麦氏点反跳痛,体温39℃,血常规中白细胞指标显著升高,诊断明确后准备行急诊手术并向上级医生汇报手术安排。上级医生嘱再行胸部透视(胸透)完善术前检查,结果胸透时发现右下肺部炎症,拍全胸片见右下肺部炎症伴少量胸腔积液。此时纠正诊断停止安排手术,确诊为小儿右下肺炎,改用大剂量抗生素治疗,一周后治愈出院。这看似简单的经过实则避免了一次严重的误诊误治,究其原因主要有以下几点:①诊断时仅依据抽血化验结果和门诊医生的检查而没再仔细审查。②对已存在的症状与体征不符没有深入思考,患儿高热39℃以上多天,如为急性阑尾炎常已化脓穿孔,右下腹局部体征应该很重且明显。③对小儿急腹症,教科书均提示应行胸部X线检查。由于右下肺炎常可出现腹痛症状,但这种腹痛以不固定、无肌卫反跳痛为特征,加之患儿主诉不清、惊恐、哭闹,对诊断的影响很大,因此对小儿急性阑尾炎的诊断需要特别谨慎和仔细,应该在患儿安静的情况下轻柔地对其进行腹部体检,如此才能知晓可靠的体征,以防误诊误治!

急性阑尾炎是一种治愈率很高的外科急腹症,但有时也可能出现严重的并发症而危及患者生命。20世纪80年代初我刚入职外科不久,收治了一位老年女性患者。当时她的阑尾已化脓穿孔伴局限性腹膜炎,遂为其立即行阑尾切除、腹腔局部擦洗引流手术。术后不久患者出现持续发热,继发腹腔感染,盆腔脓肿形成,患者中毒症状不断加重,抗生素治疗无好转,营养状况越来越差,当时国内尚无可行肠外或肠内营养支持的药品。眼看患者每况愈下,我心急如焚,当时医院还没有CT,仅靠超声检查确诊为盆腔脓肿,反复考虑并经会诊后,最终在妇科医生的帮助下经阴道宫颈后穹隆穿刺置管引流出大量黄色脓液,术后第一天患者体温即恢复正常,患者全身情况明显改善。我们几位年轻主管医师也深深地体验到什么是如临深渊、如履薄冰,特别当上级医师关照我们:"你们要看好患者,阑尾切除不能出问题的啊!"教科书上有记载:"对于女性患者,术后如并发盆腔脓肿,最直接的引流是经阴道宫颈后穹隆穿刺引流,但在当时只能凭术前超声诊断和术中手感进行穿刺置管,这也是我从医近40年唯一的一次经阴道宫颈后穹隆穿刺置管引流,相信现今有了经阴道超声探头,完成此操作已不是难题。这个病例提示我们手术无大小,一旦发生严重并发症而未能及时处理好,结果可能是致命的。这也是我经历的阑尾切除并发腹腔、盆腔感染,导致患者术后病危的极少数病例,也让我深刻认识到急性阑尾炎也可能是致命的!面对困境我们必须集思广益,想方设法走出困境。现在看来,对已有穿孔且局部积脓的患者,术中反复冲洗后吸净积液、放置引流管引流是减少术后出现腹腔与盆腔感染的关键。由于我们当时受的教育是阑尾周围的积脓不能冲洗,以免造成腹腔内感染扩散,因此临床多用生理盐水纱布行局部擦洗。当切口很小时,这种局部擦洗是很难奏效的,甚至会有以卵圆钳夹纱布擦洗盆腔时,不小心使纱布脱落至盆腔,需探查取出纱布的尴尬情况出现。由此可见,急腹症外科处理的三个原则至今仍很重要：①切除坏死、感染、无生机的组织和器官；②彻底清除感染性积液或积脓；③放置良好、通畅的引流管引流。对术后已有脓肿形成的患者，现今的处理方法较为方便，可以在 CT 或超声的引导下经皮穿刺置管引流。但在早年没有影像引导时往往很难处理，有时还需再次手术探查来处理盆腔、膈下和肠间脓肿。我曾主刀完成一例化脓性阑尾切除手术，术后多日患者仍反复出现阵发性腹痛，每天发热，不能正常进食，超声检查示腹部有炎性包块。每次面对患者时我都焦虑难安，甚至怀疑是否会有纱布遗留在其腹腔！经过 1 周多的抗生素治疗，一日下午患者突然排出大量脓血便，随后体温恢复正常，腹痛消失，不久即康复出院，我也如同大病痊愈，长舒一口气。现在看来当时的情况应该是术后肠间脓肿所致。该病例早期超声表现为炎性包块，后期形成脓肿后继发肠内瘘，大量脓液经肠道排出，也是一种有效的自然外科引流。但并非所有患者都会如此幸运地发生肠间脓肿肠内瘘，可能更多地会继发脓毒症！为了预防术后腹腔脓肿形成，术中彻底冲洗、清理腹腔，术后早期下床活动对患者康复十分重要。

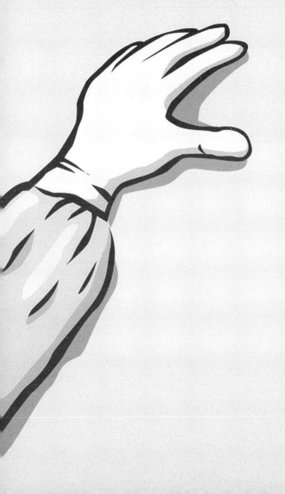
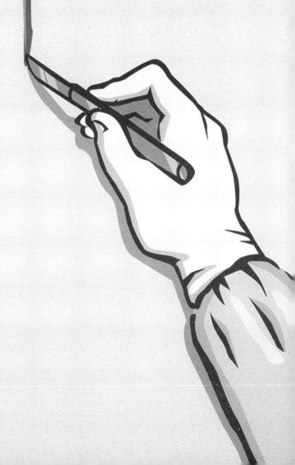

PART 9

第九章
结直肠与肛管疾病

第一节　结直肠肿瘤

　　结直肠肿瘤是消化系统最常见的肿瘤,因多可引发血便故临床诊断相对容易,但也常常与痔互相误诊。由于目前常规体检很少进行肠镜检查,故临床上还是以进展期肿瘤多见。外科根治性切除是经典术式,少数晚期患者需行联合脏器切除,但此术式的并发症与手术死亡率均明显升高。多年前我曾收治一位老年男性结肠脾曲肿瘤患者,肠镜见一巨大溃疡型肿瘤,病理检查为腺癌,经肠道准备后行手术探查,术中发现结肠脾曲肿瘤巨大,累及脾门与胰尾,行联合脾脏、胰尾切除的左半结肠根治术。术后早期患者恢复良好,第5天引流管可见少量出血并逐渐增多,第7天突发大出血休克,经对症抗休克治疗后行数字减影血管造影(DSA)针对可疑出血血管栓塞返回病房,次日上午再次发生腹腔内出血,家属放弃再手术治疗后患者死于失血性休克。从临床观察推测来看,患者术后出血的原因可能是先发生胰漏,局部继发感染血管受侵并发出血,而DSA未发现出血动脉,提示可能是静脉出血,特别是脾静脉与结肠系膜静脉出血的可能性大,非常类似于胰头十二指肠切除术后胰漏继发出血的情况。对于此类严重并发症应该如何预防,我总结了几点术中注意事项:①当肿瘤侵及胰腺需联合切除胰尾部分,切除时不宜采用长血管钳钳夹压榨离断胰腺,最好以超声刀或电刀小心分次离断,断面仔细止血后宜用无损伤缝线呈"U"形贯穿缝合胰断面,以减少胰漏的发生。②联合胰尾脾切除后应在左膈下放置引流管,最好选用扁平硅胶多孔引流管。本病例先离断结肠,随后行脾脏和胰尾联合切除,术中以钳夹法离断胰腺,胰断面仅行结扎止血,脾窝放置双套管引流,可见处理上还不够仔细,特别是胰断面没有很好地缝合。针对此类患者术后管理时应注意:①早期下床,合理的营养支持。临床上常让老年患者卧床休息,此病例患者术后前 3 天未下床,主管医生也没有强调下床活动的重要性,主要是担心结肠吻合口漏的发生。术后早期坐起下床,可以增强患者康复的信心,更重要的是有利于手术区域的引流,防止渗漏液局部集聚引流不畅,特别是在合并胰漏时如能很好地引流,避免局部积聚即可很好地避免继发感染和出血。②术后发生引流管少量出血时应高度重视,这种少量出血在胰腺外科也被称为"前哨出血",意味着很可能随后会发生大出血。这时,应调整好引流管,及时行 CT 检查了解有无局部积液,联系介入科可能需要急诊行 DSA 栓塞治疗,做好一切应急准备。

术后出血常分为早期出血(1~3 天)和晚期出血,通常对早期出血多主张积极地再手术治疗,晚期出血因常发生在胰漏和感染的基础上,故主张先行介入治疗。如果出血量很大,特别是在介入治疗后仍出血可能就需要尽快手术探查,这是一个最困扰术者的问题,决策者必须查看患者状况和近期病情变化,再根据有限的影像学检查和生命体征快速决断。因为此时再手术探查死亡率是很高的。医患双方的沟通和理解是外科决策的基础。作为术者应排除杂念,努力为患者争取最后的希望。但在这种危急时刻,术者常常举棋不定,很难做出正确的决策,故此时如有同事和老师共同参与决策,可能会有"拨开云雾见太阳"的感觉。

乙状结肠癌是临床常见的结肠肿瘤,外科切除后早年均行直肠与降结肠端端吻合,现基本上都采用腹腔镜手术和吻合器吻合,当直肠残端位于盆底腹膜上方时,常采用经腹的直肠降结肠端侧吻合。虽然平时我十分推荐应用手工缝合,以更好地训练缝合技术并降低手术成本,但应用吻合器可以缩短手术时间,故在一次乙状结肠癌切除手术时我采用了 28 号管状吻合器行降结肠直肠侧端吻合。先荷包缝合直肠残端,后置入吻合器钉座,经降结肠断端置入吻合器,行直肠降结肠端侧吻合,推钉切割顺利,移出吻合器,以闭合器关闭结肠断端。手术顺利患者术后恢复良好,但术后第4天患者进食流汁后腹胀,术后第6天行X线检查提示低位肠梗阻,腹胀进一步加重,此时初步诊断为吻合口梗阻,行肠镜检查发现直肠上端闭合不通,推测是吻合时将直肠的前后壁黏膜一并钉合了,经肠镜分离未成功,后急诊行手术探查,术中发现吻合口上方结肠扩张积液积气,拆开原吻合口彻底行肠减压冲洗术野后探查证实为吻合器将直肠前后壁黏膜钉合,剪开后重新手工间断缝合重建吻合口,盆腔置管引流。幸运的是二次手术后,患者很快康复出院。采用管状吻合器完成消化道端侧吻合时,置入钉座端旋紧吻合器时有可能发生吻合口前后壁黏膜完全或部分被夹闭钉合,避免发生以上情况的关键技术是在旋紧吻合器之前先将两端肠管分别向反方向牵拉并保持一定张力,请助手旋紧吻合器,在检查吻合器松紧度合适后方可推钉吻合。完成推钉切割吻合抽出吻合器后,应该经肠端插入手指探查确认吻合口通畅无误方可关闭肠端。如探查发现部分前后壁黏膜被钉合,可以手指持续扩张拉开被钉合的黏膜,但如果前后肠壁全层被钉合就需要拆除后重新吻合。总之,这种技术性并发症在吻合器外科手术中并不少见,特别在胃肠吻合、空肠食管吻合中均可发生,避免出现此并发症的关键是术中预防,或者术后及时发现症状并及时处理。

第二节　先天性巨结肠

　　先天性巨结肠的发病常见于儿童,部分患者至成人发病,主要表现为排便困难,进行性腹胀,少数患者并发急性小肠炎症而紧急入院。临床诊断多根据患者病史和钡剂灌肠摄片,经肠镜黏膜活检可发现病变肠段黏膜下层缺乏神经节细胞。该病的治疗可分为药物及扩肛为主的非手术治疗和根治性的外科手术治疗,手术方式多为经典的结肠直肠切除直肠后吻合术(Duhamel 术),其技术要点是完整切除无神经节和部分扩张的肠管,关闭直肠上端后经直肠后壁隧道行结肠直肠前后壁侧侧吻合,即经齿状线上方半周形切口将结肠后壁端与直肠后壁缝合。其中一项关键技术是完整切除病变肠管,这类病变肠管并无可见和可触及的实质性病变,仅为缺少神经节细胞而致运动功能障碍。临床经验表明,乙状结肠和直肠连接部或扩张肠管下方的漏斗状移行区肠管为病变所在,因此切除扩张至变细的移行部肠管是手术成功的关键。由于早年我省仅有 1~2 家医院开设小儿外科专科,其他医院的患儿通常在普外科接受治疗,因此经治医师并非都能掌握这些手术要点。我曾受邀为一术后患儿会诊,原因是该患儿术后排便障碍无好转。这是一位 3 岁男孩,其爷爷带他从外地来合肥一家医院接受治疗,第一次手术切除了部分扩张的乙状结肠后行端端吻合,术后患儿腹胀依旧且无排便,3 周后又再次手术,当时误认为是吻合口狭窄故切除原吻合口再次吻合,至我去会诊时已为二次手术后 3 个月,患儿依靠定期灌肠方能部分排便,持续腹胀,仍与术前症状相同无明显改善,家属十分着急,已对前期的两次外科治疗有意见。经会诊检查诊断为先天性巨结肠术后不完全性低位肠梗阻,其原因可能是病变肠管未完全切除,且术式不规范。决定再次行 Duhamel 术同时行横结肠造口术,术后患儿恢复良好,无并发症发生,3 个月后再次行横结肠造口还纳术,术后随访多年,患儿生长发育、排便均正常。

此病例有关先天性巨结肠诊治中的教训是术者未能明确掌握手术要点和本病的病理基础,误认为切除肥大扩张的乙状结肠即可,没有很好地掌握 Duhamel 标准根治术的技术要点。因患儿先期接受了两次不规范的手术治疗,且家长对前期的外科治疗已有质疑,为确保手术成功,我们采用了行根治术的同时行结肠造口,以防术后低位直结肠吻合受污染后并发吻合口漏导致手术失败。当时欧美国家医院的小儿外科更主张采取结肠造口—根治术—造口还纳的三期手术治疗方案,但这种传统的分期三次入院接受手术治疗的方案在我国难以被家长接受。目前先天性巨结肠根治术已可经腹腔镜应用不同的吻合器与闭合器完成,但根治术切除病变肠段的手术要点仍是不变的。由此可见,当普外科医生没有很好地掌握专科疾病外科治疗要点时,切不可根据普外科的常规经验去处理专科疾病!

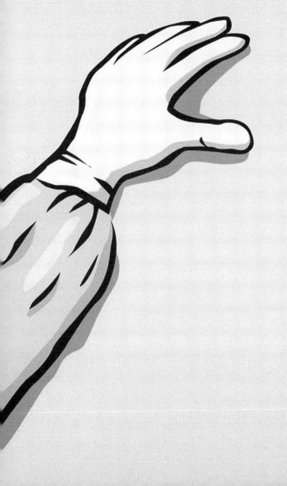
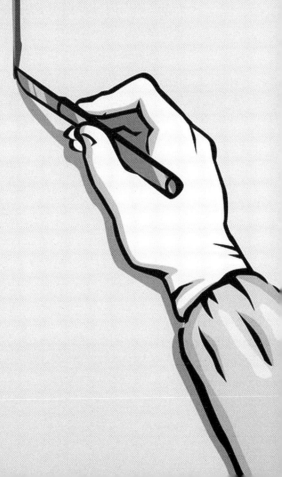

PART
10

第十章

肝 脏 疾 病

第一节　肝　脓　肿

　　肝脓肿是肝脏继发细菌感染所致,致病菌可以经肝动脉、门静脉和胆管进入肝脏,也可以通过贯通性外伤进入肝脏。故肝脓肿是一种继发性肝内感染性疾病,其原发病可以是各种原因引起的菌血症、脓毒症、胆道系统感染、经门静脉来源的急性肠道炎症等。现今可能还有一种无菌性肝脓肿可能,即肝肿瘤行射频和微波局部毁损治疗后造成组织坏死液化后继发感染。因影像学技术的快速发展和普及,目前肝脓肿的诊断与鉴别诊断并不困难,但在 30 年前诊断并非易事。记得我任住院医师时,某天急诊当班收治了 1 位急腹痛伴发热拟诊为“急性阑尾炎”的患者,主诉 1 日前发生转移性右下腹痛,体检发现腹膜炎体征,以右下腹为重,伴高热。遂经右下腹切口急诊手术探查,术中发现回盲部积聚大量灰黄色脓液,阑尾呈急性炎症改变但无穿孔和坏疽。行阑尾切除后,进一步探查至消化道未见异常,但感觉如此多脓液与阑尾炎表现不符,因此进一步向上探查肝脏时发现肝右叶脏面有一脓腔已穿孔破裂,遂切开脓腔置管引流,术后患者顺利康复。临床上肝脓肿自发破裂被误诊为阑尾炎的情况比较少见,若患者主诉的发病过程与急性阑尾炎类似,特别是出现转移性右下腹痛伴发热则容易误导诊断。此外,胃十二指肠穿孔也常因出现转移性下腹痛易被误诊为急性阑尾炎!

在阑尾切除术中,如发现局部情况与阑尾外观表现不符时,应仔细探查腹、盆腔,探查可能存在的原发性疾病,不能忽视和放过任何蛛丝马迹。早年临床上常见的肝脓肿及严重并发症,现今随着诊断和治疗水平的提高已很少见。我在担任住院总医师期间,曾收治1位肝右叶脓肿伴中度营养不良的中年男性患者,因发热1周余在农村治疗无好转而入院,入院后经超声检查确诊为肝右叶脓肿,准备先行抗生素治疗待全身情况好转后再手术引流。因肝脓肿患者常表现为每日高热,食欲下降,多伴有消耗性营养不良和贫血;同时考虑脓肿未成熟,液化不完全,手术引流可能导致出血不易控制,当时也不具备经皮穿刺置管引流的条件,故当时对手术引流时机的把握顾虑重重。此例患者住院后即行抗生素保守治疗,一天夜里值班护士突然叫我去病房,当时发现患者高热伴严重感染性休克表现,诉右侧胸痛伴呼吸困难,查体发现右胸叩痛,呼吸音弱,叩有实音。诊断为肝右叶脓肿破裂、右侧膈肌穿孔伴右侧脓胸,因大量脓液进入胸腔,毒素被胸膜快速吸收而致患者很快出现严重的感染性休克,虽经紧急处理,但患者仍在短时间内死于休克。此例病情变化之快给我留下极为深刻的印象,也让我对肝脓肿破入胸腔的表现难以忘记。白天查房时患者除了发热,饮食和活动均正常,由于当时没有影像学设备监测患者脓肿变化,因此脓肿破入胸腔时已回天乏术。

以现在的医疗技术来看,基本不会重现类似情况了,但在当年,肝脓肿是一种病死率很高的外科感染性疾病。如果不回顾并记录下这些病案,可能用不了多久,外科医生便不再了解此类严重并发症了。虽然现今影像学检查十分普及,肝脓肿多可及时确诊和治疗,但有时此病的鉴别诊断并不容易,常见的情况是将肝脏恶性肿瘤误诊为肝脓肿。

早年教科书中提及的肝细胞肿瘤的临床分型中有一种为"炎症型",主要表现为持续发热,白细胞升高,抗生素治疗无效,肝内可见不均质液性占位。曾有一例患者在感染科被诊断为肝脓肿,治疗2周后转入我科,影像学复查仍提示肝脓肿,虽经积极的抗生素治疗,肝占位无缩小和液化且持续发热,经再次会诊和与家属沟通后,因不能排除肝癌且难以穿刺诊断而行手术探查,术中证实为肿瘤而行右半肝切除,病理诊断为原发性肝癌伴坏死。因此,目前推荐在诊断肝脓肿经抗生素治疗无好转并有以下情况时,应建议手术探查:①有乙型肝炎病史;②AFP升高或CA19-9升高;③肝穿刺细胞学检查不能排除肿瘤;④病程迁延,保守治疗无好转,同时不能排除慢性厚壁脓肿或结核等特殊感染。早年我们曾因以上原因切除几例肝局限占位伴发热病灶,结果病理诊断为肝脏梅毒！这些少见的肝脏特殊感染日后可能越来越少了。

第二节　肝棘球蚴病

　　肝棘球蚴病又称为肝包虫病。本病是由细粒棘球蚴、多房棘球蚴或泡型棘球蚴引起，有以下两种类型：①单房性棘球蚴病，又称包虫囊肿，系细粒棘球绦虫卵感染所致；②多发性棘球蚴病，又称滤泡型棘球蚴。临床上以单房性棘球蚴病多见，此病多见于新疆、青海及内蒙古地区。但随着人员流动日益频繁，内地医院也偶有收治，故掌握此病的诊断要点方可避免误诊误治。目前诊断主要依据实验室检查，包括包虫皮内实验，补体结合实验和各种血清学诊断试剂盒检测。临床上更为重要的是影像学检查，在超声、CT 和 MRI(磁共振)检查中，该病的共同特征性改变是在肝内囊肿中可见多个小囊肿、分隔、囊壁增厚和部分钙化现象，其中以"囊中囊"现象最具代表性，一般结合流行病学资料诊断并不困难。

　　早年我科曾收治一位中年女性患者，诊断明确后手术治疗。按当时文献推荐的方法，术中向肝右叶囊内注射 5% 浓度的甲醛溶液杀死头节虫体，准备吸出后行内囊摘除术，但注入甲醛后不到 5 分钟患者出现休克症状。因当时施行的是硬膜外麻醉，随即临时紧急行气管插管抗休克治疗，在没有 ICU 科室设置的当时，对突发意外过敏性休克的救治条件和经验均十分有限，最终因抢救治疗失败，患者死亡。这件事虽已过去几十年，但回想起来仍觉紧张！当时那种慌乱、震惊、沮丧和懊恼的情绪弥漫在整个手术室。

这例也许是我们医院外科治疗肝脏包虫病术中的首例死亡病例。

目前,无论是教科书还是临床上已不主张用甲醛向囊内注射杀灭虫体,最常用的是浓度为20%的高渗氯化钠溶液,其杀灭作用快速而确切,且对人体无毒副作用,此外还可以选用过氧化氢溶液和碘酊等。因需手术治疗者肝包虫病变体积均较大,无论是完整切除还是内囊摘除,术前准备好足量的20%氯化钠溶液都是必要的!甲醛已禁止在体内使用,仅可放入吸引器瓶中以杀灭术中从囊内减压吸出囊液中的虫体。

30多年后的今天,无论是手术技术还是医疗设备都已是今非昔比。但不幸的是此类手术意外仍可能重演。不久前我外出会诊时听到1例手术意外病例,也是一位有新疆工作经历的肝包虫患者,术中突发大出血,止血过程中休克持续加重最终导致患者死亡。随后我调阅了该患者的CT和MRI检查报告,发现此患者为中央型病变,包虫占据了左内叶和右前叶,同时向后向上生长压迫下腔静脉和第二肝门的主肝静脉,病变最大长径15 cm,估计是术者在准备完整切除病变部位时损伤了受压的下腔静脉,导致术中发生难以控制的大出血。反思此病例教训惨痛,我们应该注意以下问题:①术前的三维可视化评估,对于这类肝脏中央型病变的手术成功十分重要。应该想到病变会累及第一、第二肝门静脉和下腔静脉,三维可视化评估可以显示病变与重要脉管的关系,以及是否有直接侵犯,从而了解病变可否完整切除、是否需要血管重建,确定手术难点和技术要点,术前做到心中有数。同时准备好特殊设备,例如用于血管周边分离的超声吸引装置(CUSA)或螺旋水刀。术前的细化评估与手术计划的制订对预防术中意外极有帮助。②包虫病系良性疾病,在手术风险较小的部位首选完整切除病变,这点无可争议。但对中央或尾叶及腔静脉旁的病变,也可以选择减压后行内囊摘除术,这样可以大大减少手术意外的发生,同样可以达到良好的治疗效果。此病例从反面证实了这样一个问题,即手术设计和决策的错误可能导致严重的不良后果!包虫病变系球状膨胀性生长,体积很大时可直接压迫血管,几乎不存在可供直接分离的间隙。如果不使用CUSA分离,极易损伤肝静脉和下腔静脉引发术中大出血。因此通过术前三维成像分析才能对邻近血管的处理做到心中有数,术中针对这些部位采用CUSA或极精细的机械分离方能避免损伤。③对于可能损伤下腔静脉和主肝静脉的中央型占位病变,推荐预先做好全肝血流阻断准备,即术中切肝之前先预置肝上、下腔静脉阻断带和第一肝门阻断带,一旦发生意外,可以很好地控制出血并仔细处理。此例患者术中意外死亡即没有预先做好全肝血流阻断的准备,教训深刻! 在手术中做到技术可控永远是肝脏外科的目标! 切不可过度自信而忽视手术安全!

同样,在近期我会诊了一位年轻女性,她在新疆生活多年,返回安徽工作后体检发现肝右叶巨大囊肿,因当地医生建议手术治疗而来我院就诊。经影像科和肝胆外科会诊,结合她在新疆生活的经历和"囊中囊"的特殊影像表现,临床诊断为肝右叶巨大包虫病变,最长径达 20 cm,累及主肝静脉和下腔静脉。患者准备手术成功后完婚,为获得更好的疗效,经三维成像评估后拟行扩大右半肝切除,术中发现包虫占位巨大,已占据右半肝和部分左内叶,向后生长压迫下腔静脉。为了手术安全,先置入第一肝门阻断带后完全游离肝右叶,切断右侧肝周韧带翻起右叶后,小心逐步游离切断右后下静脉和下腔静脉前方的多支肝短静脉并离断下腔静脉右侧的下腔静脉韧带(Makuuchi 韧带),几乎使病变与下腔静脉分离,此时在间歇阻断入肝血流后应用电外科器械——百克钳断肝,切除范围稍小于右三叶切除,手术进行顺利,但当断肝至近第二肝门处时损伤肝中静脉引发出血,因巨大病变的挤压使出血部位显露困难,故始终止血不满意,术者以左手托起右肝仍无法满意止血。此时我当机立断将左手指伸入下腔静脉脊柱前间隙,即此前游离好的肝后间隙,用左手中指向前向心包方向顶起,出血迅速减少,在辨清出血部位后以细蚊氏钳夹闭肝中静脉破口止血,我再小心移出左手将病变右肝放回原位显露肝断面,之后继续小心完成出血之肝中静脉周围的肝组织离断,最后辨清出血的肝中静脉左内叶支后予以缝合,完成扩大右半肝切除。当时我在想,出血较多且不能有效控制时会失控吗? 为何以左手向上顶起肝右静脉仍无法有效控制出血? 这可是一位即将成婚的年轻姑娘啊,千万不能有闪失! 之后,我调整呼吸平静下来思考,估计无法有效控制出血的原因是左手向上顶合的力量不够,虽然翻起右肝压迫可以止血但是无法继续完成断肝,故当尝试用左手中指从肝后方顶起肝中静脉时即刻出血明显减少,进而达到钳夹血管破口暂时止血的目的。因肝静脉壁菲薄,很容易在钳夹后扩大损伤,故不宜用多钳或大钳强力钳夹止血。出血基本控制后不宜在出血处继续显露止血,应该从其外周小心离断肝实质,在获得更好显露后沿肝静脉走向逐步分离损伤出血的肝静脉破口。这种方法对经验还不十分丰富的术者非常有帮助,但前提是基本控制出血、在良好显露后操作。当然,此例断肝前我们已置入肝下腔静脉阻断带并分离了肝上、下腔静脉,必要时也可以行全肝血流阻断后再做进一步处理。术后患者康复顺利,因系完整切除病变,故也无须再服用阿苯达唑等抗包虫药物治疗了。当患者开心出院时,我回想起术中的紧张时刻,体验到作为一名决策外科医生才能真切体验的术中如"过山车"样起伏的心情变化,也更加理解"高处不胜寒"的含义。

　　随着经济的快速发展,虽然民众的健康意识和医疗水平不断提高,但仍会有一些极端的病例出现在我们眼前。2019 年下半年,我在门诊接诊了1 位安徽中年男性患者,他在新疆工作多年,当时已诊断患有肝包虫病,由于各种因素他想在 60 岁后接受手术治疗,但返回安徽后其肝脏病变不断加重,全腹隆起影响了他的起居生活。当我们看到他的 CT 和 MRI 片子时几乎可以用震惊来形容,典型的肝包虫表现,巨大的囊性病变中可见大量子囊,病变约 30 cm×20 cm×15 cm 大小。下极已达脐下水平,上极突向右胸腔内,下腔静脉严重受压后呈线状,第一、第二肝门受压严重变形,下腔静脉旁腹膜后形成大量侧支循环,下腔静脉造影呈线状通畅。肝功能为 Child A 级,ICGR 15 为 5.5％。在做好下腔静脉置换重建等复杂基础准备后手术探查,术中发现肝右叶病变巨大,第一、第二肝门难以显露,做好充分隔离保护后,先向囊腔内注入 20％高渗氯化钠溶液,吸引瓶中放入甲醛,随后小心切开吸引减压,解剖分离肝周韧带和第一、第二肝门,在阻断入肝血流后完成扩大右肝切除,术中采用 CUSA 小心分离肝后下腔静脉获得成功,完成切肝后发现左肝管损伤约半周,遂切除损伤的左肝管约 0.5 cm,行端端吻合后经右肝管断端插入支撑管经吻合口至左肝内。术后一度并发小流量胆漏,经保守治疗痊愈,胆管造影未见异常,于术后两个月拔出胆管支撑管,经阿苯达唑治疗两个月后停药,患者完全康复。此例外科治疗中仍有不少问题值得思考:①手术设计需从难计议,不能存在侥幸心理,此例术前评估累及下腔静脉较长,没有把握能分离保存肝后下腔静脉,但术中发现病变没有直接侵及血管,应用 CUSA 还可以分离,虽然本例手术成功保留肝下腔静脉,但不意味着每个病例都能做到。故准备替代血管和预防下腔静脉损伤的全肝血流阻断措施是保证手术安全的必备技术条件。②当肝脏占位特别巨大时,游离显露肝门十分困难,对囊性占位先行减压术是必需的。本病例因担心虫体外泄污染,先后多次注入高渗氯化钠溶液后分次减压,实际在做好严密病灶隔离和囊内虫体杀灭工作后一次足量减压可能更有助于进一步手术显露分离。但应强调的是,必须以足量的20%的氯化钠溶液杀灭虫体,不能使用甲醛!因市售20%的氯化钠溶液注射液仅为10 mL/支,而术中用量可能为数千毫升,故术前可以请制剂部门预先配置好足量的20%的灭菌氯化钠溶液备用。③术中减压难免会导致腹腔污染,术毕时应以大量生理盐水反复冲洗、吸净术野。④因病变巨大致肝门脉管受压变形,解剖时应仔细辨认,术中损伤左肝管即由事先未仔细分离悬吊出左肝管引起。建议采用CUSA小心分离第一、第二肝门区,少用电刀和超声刀分离肝门区组织。

此例手术成功提示对特大肝脏囊实性占位,术中行有效减压后再游离肝周韧带和肝门脉管可以有效提高手术的安全性。如术中见胆漏而又无法判断是否有大胆管损伤则应加行术中胆管造影和胆总管探查,置入T形管缝合后加压冲洗即可发现胆漏具体部位,精准仔细缝合可以减少术后胆漏的发生。

总之,肝包虫病虽然是少见的地方性疾病,但随着人员流动,也可在内地发现较晚期病例。外科治疗应首选完整切除,少数病例可能需要采用自体肝移植技术方能完成治疗,由于此病手术难度大,并发症多,因此做好围术期准备十分重要。

第三节　原发与转移性肝癌

　　我院从20世纪80年代初开始开展肝脏外科手术，1982年我从医学院毕业后我院刚刚购入实时超声仪器，1984年又购入了我省第一台GE8800型全身CT设备，记得安装成功后我去参观，只见主机硕大，机房内还装有当时仍十分少见的体积巨大的柜式空调，感觉既神秘又高级。由于上大学时教科书中还没有CT的相关内容，因此我也从没见过CT拍摄的人体器官图片，直到医院有了B超和CT检查设备之后，我才第一次看到了肝脏肿瘤的图像。当然我们这些年青医生只能在主任、教授们查看之后抽空再去观片学习，机会也有限。1988年我担任住院总医师的时候，我们科室每年的肝脏手术仅有十多例，有些农村患者因经济问题没有做CT检查。不少病例仍是在超声诊断后行剖腹探查，实际完成肝切除术的比例很低，究其原因，一是技术准备不足，二是术前无法判断肝内转移情况。

　　1988—2000年，我经历了科室肝脏外科起步至快速发展的阶段。特别是在1998年，在我们完成了我省首例同种异体肝脏移植术后，肝脏外科技术进入了发展的快车道，我们科室学习并掌握了肝脏外科手术的相关技术。回首我院肝脏外科这30年的发展之路也并非一帆风顺，从综合普外科发展到现今的3个专业肝胆胰外科病区，我们能够拥有现行的高新技术、多人才的团队，感恩患者的理解和支持，也感谢大家的帮助、团结、包容和不懈努力！

　　多年以来，原发性肝癌的首选治疗方法是外科切除，受技术所限，许多肿瘤患者因肿瘤巨大、位置深在、侵及大血管在当时被认为无法行手术切除后放弃了手术治疗。这些当年的手术禁区，经过十几年的临床研究，加上手术技术的不断进步，现已不再是手术禁区了。目前认为，只要剩余肝脏的体积足够且肝功能正常，任何部位的原发性肝癌都可以选择手术切除。早年我们科室几位年轻主治医师，在当年两位教授的带领下，接纳并总结了我于1988年在联邦德国汉诺威医学院肝移植中心学习了解的肝上下腔静脉显露和解剖技术经验，同时借鉴了上海东方肝胆外科医院吴孟超教授报道的经验，自行设计完成了经腹全肝血流阻断肝肿瘤切除术，为大肝癌和邻近下腔静脉与主肝静脉的中央型肿瘤切除打下了良好基础，很好地避免了断肝术中损伤大血管导致的术中大出血和手术死亡等情况的出现。

　　我们团队在完成了20余例此类手术后申报了省级科技成果，经吴孟超教授为首的专家组鉴定评审，在我院外科历史上首次获得了1992年"安徽省科技进步二等奖"，这也是我作为课题组第三完成人首次获得省级科技进步奖。由于经验有限，因此意外情况也偶有发生。一次，我们治疗组收治了一位来自外省的患者，术前检查发现其肝右叶肿瘤约 5 cm，乙肝肝硬化，肝功能良好，因肿瘤位于右叶背侧段且紧邻下腔静脉，估计手术有相当大的难度，在与其家属反复沟通交流后，患方十分理解且做好了最坏的准备。我们手术组虽然是第一次切除如此深在而接近腔静脉的肿瘤，但大家感觉还是很有把握的。术中发现，正如术前所料，肿瘤位于右叶背侧近尾叶部，其左缘压迫下腔静脉。由于当时没有电外科断肝器械，因此我们采用以血管钳钳夹压榨法切肝，当切到肿瘤左缘时突发大出血，情急之下便连续以血管钳盲目钳夹止血。因术野深在且肝右叶并没有彻底游离，故很难显露确切的出血部位和受损的血管，加之当时我们还没有无损伤血管缝合线，定了定神之后手术组想调整止血钳的位置以便缝合或结扎，结果再次引发大出血，只得采用纱垫局部加压填塞止血，术中与家属沟通后中止手术，患者当天办理出院返回家乡。

　　这次失败的手术如同一盆冰水浇在我心上，这也是经历过成功之后的外科医生最难面对的时刻,想起患者家属失望的目光,我深感自己辜负了他们的信任。但这就是外科医生面临的真实世界,虽然以目前的技术,可以说类似的手术意外不会再发生,因为我们已有充分术前准备和应急处理方案,也有得心应手的电外科设备和技术精良的麻醉团队。在理论上我们常常把此类不幸事件归结于手术技术"学习曲线"的原因,换句话说,这些不幸事件也是外科医生成长必须正视的困难和付出的代价。但对患者来说这个代价实在是太大了。所以,一位无论多么伟大的外科医生都应时刻感恩患者对我们的信任和理解,因为这才是我们获得所有成就的基础和根本。痛定思痛,本病例出现手术意外可能存在以下原因:①没有彻底游离肝右叶使其未能完全向左上方翻起而获得良好的暴露。②当时采用的大钳插入肝内压榨十分盲目,很容易损伤粗大的右后下静脉和下腔静脉侧壁。受经验和术前影像评估条件限制,术者还没有很好地掌握如何在术中识别、判断这些重要血管的投影位置,因而在大块钳夹压榨肝组织时极易损伤下腔静脉、右肾上腺和右后下静脉。由此可见,为什么日本肝脏外科大师幕内雅敏教授主张并坚持应用细蚊氏钳小口压榨肝组织,这种切肝的方法虽然很慢但可以很好地避免损伤肝内血管而引发术中大出血。当然,现如今常规用CUSA断肝已极少发生类似的血管损伤了。③虽然当时我们已开始应用全肝血流阻断技术,但仍存在对分离下腔静脉的恐惧。阻断时血压骤降的麻醉管理和担心全肝血流阻断后对各重要脏器的影响等很多未知问题,使得我们每次在行全肝血流阻断时都极度紧张。为了尽量缩短血流阻断时间,我们会加快手术操作,如此常导致技术动作变形,草草且快速地切除肿瘤,因而术中出血并未明显减少。而在仓促开放阻断后更是常常面临肝断面到处渗血的问题。此病例因为瘤体不大,所以术中就没有做肝上下腔静脉分离预置阻断带,也就不能在术中出血时通过阻断全肝血流进行控制,行话说就是"失去了退路"。④当时还没有学习和掌握应用无损伤血管缝线的缝合止血技术。术中血管意外损伤大出血几乎是每个外科医生都会遇到的突发事件,这种意外时刻非常考验术者的心理状态和技术能力,正确的处理方式是保持镇静,以各种手段吸出积血,协助显露可能的出血部位,以损伤小的止血钳分别从不同角度和深度试夹出血部位,使大出血被控制为小出血或慢出血,再进一步从周边显露出血部位施钳彻底控制出血,待麻醉医师控制好循环指标,术者进一步分析面临的局面后再决定下一步的手术处理方案。当然术中邀请更有经验的专科上级医生帮助应急处理也十分重要,但首先必须有效控制出血,变被动为主动。

目前对原发性肝癌的确诊率很高,但仍有少数特殊病例因多种原因被误诊。曾经有一位本院主任的父亲前来我科就诊,诉两年前因胃间质瘤(GIST)接受胃大部切除治疗,术后恢复良好。因术后病理诊断为有高度复发风险的间质瘤,故术后口服靶向药物伊马替尼治疗,虽然口服药物副作用明显,但患者仍坚持服药。术后第 3 年复查发现肝脏占位,肿瘤科医生认为是伊马替尼耐药致肝转移发生,遂来我科问诊是否可以手术切除转移灶,CT 检查发现仅在左侧尾状叶见一枚 3~4 cm 占位病灶,PET/CT 也证实为肝内单发病灶,虽然压迫下腔静脉,但仍可以完整切除,经与家属反复沟通,最后选择手术治疗。按要求首先应停用伊马替尼 3 周,当时患者用药的主要副作用是皮损严重,部分腰背部和足部皮肤呈盔甲样,患者经多种中西药治疗均无效,他对我说,长期服药的副作用让他感到非常痛苦,这也促使他下决心选择手术切除肝转移灶,而他最关心的问题是术后要不要继续服用其他靶向药物。其实原则上是一定要的,但为了不影响他的情绪,我告知他需依据术后病理结果再做决定。手术如期进行,按计划给他做了肝脏左侧尾叶完整切除,术后患者顺利康复。病理报告诊断为肝尾叶原发性肝细胞癌。此病例是异时多原发癌,十分少见。这种误诊是受临床疾病诊断基本原则的影响,即能以一种病解释症状则不同时诊断两种或多种病,能以常见病解释的则不以少见病为初次诊断。此病例在 GIST 行胃切除术后两年出现肝占位,据理类推肝转移瘤诊断成立,且为靶向治疗耐药所致,可以说是"天衣无缝"的临床诊断。但凡事皆有例外,有时这种例外还带来了希望和更好的结果。这位高龄患者术后坚持每两个月复诊,至今已五年,仍无瘤生存。关键是停用靶向药物后,完全解除了他身心沉重的负担和对药物副作用的恐惧,生活质量大大提高,虽然这种"如释重负"的感觉可能难以言表,但我从他每次复诊时的心情大概可以体会到。这是一例给我带来宽慰和快乐的"误诊"治疗。在此分享只为提醒同行,对一些看似晚期的肿瘤不要轻易放弃,细细分析并与病患耐心沟通,可能努力争取一下会收获意外疗效。

我们应用全肝血流阻断切除巨大肝癌获得省科技进步奖经部分媒体报道后,有些外省的患者慕名前来就诊,其中有两例我印象十分深刻。一天下午,一对年轻夫妇带着他们6岁的女儿来科室求诊。一问方知他们来自上海,因半年前女儿被查出巨大肝脏肿瘤,经多家医院诊断为肝右叶巨大肿瘤,可能为小儿最常见的恶性肝母细胞瘤,多位接诊专家均不主张手术。但半年来孩子一切正常,只是右上腹隆起更加明显。这对年轻夫妇在报纸上看到深圳一家专治肿瘤的医院治疗该病成功的消息后,便从上海赶赴深圳,入院经药物治疗数月后复查未见肿瘤缩小。一次偶然的机会患儿父亲在媒体上看到我们应用全肝血流阻断技术,当时称为"无血切肝技术"切除了巨大肝脏肿瘤的报道之后,随即带女儿从深圳赶到合肥。我第一次看到她的肝脏CT片时被惊到了,全肝被巨大肿瘤占据了,仅剩左外叶为正常肝组织。仔细观察后我发现这个巨大肝肿瘤边界十分清楚,加之肝母细胞瘤标志物AFP为阴性,患儿全身营养状态良好,经科内讨论认为很可能是肝腺瘤而不是肝母细胞瘤。正因为肿瘤巨大且疑为恶性,所以多家医院不建议手术治疗,我们在面对这个以前从未切除过的、如此巨大的小儿肝脏肿瘤,大家也心存顾虑,深知很可能会发生手术意外导致患者手术失败,甚至危及患儿生命。我也试探地问其父母是否愿意回上海专科医院手术,但他们意见一致,坚决要求在我科手术。经过科室反复讨论,我们准备为患儿行肝右三叶切除,这是我们科第一次为小儿患者做这种在当时极具挑战性的极量肝切除手术。术前依照惯例通知麻醉科和输血科,我作为老师的助手,上台打开患儿腹腔后只见视野完全被巨大肿瘤占位,经历了十分困难的肝脏游离之后置入第一肝门,肝上、肝下下腔静脉阻断带,采用钳夹法和全肝血流阻断法完成了这例对我院肝脏外科发展历史具有纪念意义的小儿肝右三叶切除。这也是我参与完成的第一例小儿巨大肝脏肿瘤切除术,手术过程有惊无险,限于当时受设备、技术和理念所限,能顺利完成这样一台大型肝脏手术已实属不易。手术完成后我们都发自内心地开心和兴奋,尤其是当术后病理检查验证了我们术前的诊断。这是一例儿童肝右叶巨大腺瘤,如此之大的小儿肝脏良性肿瘤实属罕见,幸亏其父母坚持手术避免了进一步的误诊与误治,也得益于我们当时的全肝血流阻断技术,保证了手术安全,给了孩子第二次生命。但手术成功的喜悦很快过去,术后一周患儿并发胆漏和切口感染,当时因很少做大范围的肝切除,且对肝切除并发胆漏的处理经验不足,大家都十分紧张,担心仅剩余左外叶的孩子有发生胆漏再继发感染的风险,严重者可能发生肝衰竭,甚至考虑是否应再手术引流。我每天认真地为患儿换药并仔细记录引流情况,有时会因胆漏量大需要每天多次换药,几周过去了,患儿部分裂开的切口慢慢愈合,但胆漏量减少不明显,加之天热当时病房又没有空调,患儿家长的情绪也从高兴、感激发展至不安和烦躁,好在经过约 7 周的积极治疗胆漏完全控制,患儿最终康复出院返回上海。此后,其父母一直与我们保持联系,患儿也多次向为其主刀的教授爷爷致谢。一晃 30 多年过去了,期间她生长发育一切正常,顺利完成中小学学业后立志学医,最终如愿成为一名护士,现已为人之母,当年忧心忡忡的父母,如今也已成为外公外婆安享晚年。我虽然已很久没有见到这位当时已被判不治的孩子,但也知悉她的近况,祝她生活幸福美满! 当年为她主刀的我的老师已故去多年,每次回忆起这例成功的手术也会触动我对他深深的思念,感谢老师的教导。

目前,随着技术、设备和手术理念的更新,大范围肝切除术后合并胆漏的发生率已明显下降,究其原因是对第一肝门的精细解剖,对左右肝门部胆管、门静脉和动脉常在逐一分离后分别结扎、缝扎。过去断肝时多采用大钳整体钳夹压榨后切断肝内脉管并以粗丝线双重结扎,这种结扎方法局部张力大并可能使部分胆管残端滑脱而致胆漏。现今断肝时大多应用普理灵缝线确切可靠地缝合胆管和门静脉。当肿瘤巨大并压迫推移第一肝门时我们多采用切除荷瘤肝叶后切开探查胆总管,置入 T 形管后加压注水仔细检查肝断面有无胆漏,而中国香港大学玛丽医院肝胆外科则采用经胆管插管注入脂肪乳来观察肝断面有无细小胆漏,一旦发现胆漏均采用普理灵缝线加以缝合处理。此外,现有多孔扁平硅胶引流管连接负压球,术后可以达到理想的肝创面引流,避免局部积胆的继发感染,可见与手术技术进步同样重要的是手术材料的进步。遗憾的是,我们不少外科医生不重视应用新材料,也不关注新材料的发展,甚至有些良好的手术材料在本院手术室存放多年也不知晓。了解并选好手术材料虽是微不足道的细节,但有时却十分重要。

我们团队自 1998 年完成安徽省首例同种异体肝脏移植以来,一直坚持向上海东方肝胆外科医院、中国香港大学玛丽医院学习肝移植的新技术,特别是 2000 年之后我们先后派出外科、麻醉、ICU 和护理人员赴中国香港大学玛丽医院肝胆外科进修学习,特别感激玛丽医院肝胆外科主任范上达教授对我们无私且毫无保留地指导和帮助。虽然当时肝脏移植工作受社会环境与技术水平限制,开展起来困难重重,但我们团队仍然坚持每年完成数例,直至今天每年可完成近 40 例肝移植手术。记得在 2010 年前后,有一位乙型肝炎肝硬化合并肝癌两年前已行肝切除治疗的患者来院复查,CT 检查发现其下腔静脉旁出现一个约 2 cm 的结节,影像学拟诊为"肝癌术后复发",但血清 AFP 为阴性。当时患者年纪较小,本人强烈要求行肝移植手术治疗,这也称为抢救性肝移植。此时患者认为换肝治疗可能最彻底,而我们也很愿意去尝试这种新的手术方式。机缘随之而来,不到两周我们即获得了合适的供肝。手术顺利施行,术后 3 天患者肝功能逐渐恢复,医患双方都很满意,但随后患者肝功能逆行变差,检查后排除急性排斥,超声检查发现肝动脉供血不良,疑有吻合口血栓形成,当时我们团队还没有再手术重建肝动脉的经验,只能求助于介入科看能否行溶栓或血管内支架置入治疗,遗憾的是,最后仍未成功,术后 10 天左右,患者自动出院。更让大家懊悔不已的是,该患者的术后病理诊断显示那个术前疑为肿瘤复发的结节其实是硬化结节!此时我内心久久不能平静,虽然从理论上看本病例选择肝移植没有什么问题,因为有肝炎肝硬化,肝癌切除术后疑为肝内复发,患者又强烈要求行抢救性肝移植术,由于当时此手术未纳入医保,能够承担医疗费用的患者很少,对我们手术组来讲也很想努力地做好这台手术,但结果事与愿违,如果不做手术,或许患者还能有较长的生存期。这个案例充分说明如何严格掌握手术适应证,同时平衡手术风险与患者获益,从而使外科治疗获益最大化,在实际工作中还是很难准确做到的。实践中像这样的情况时有发生,重要的是如何提高我们的鉴别诊断和手术决策能力,努力做到在合适的时机为患者做必要的手术,这才是我们的初心和终极目标。一想到这位患者的音容笑貌,我的内心总是难以平静,通过这个病例,我想让学生们认识到外科决策对患者而言是如何的重要!医生的决策也许就是生与死的决定,虽然我们在从业过程中不可能总是做出正确的诊断和治疗决策,但我们可以通过不断反思和学习来降低犯错的概率,这也是我们要不断反思、感恩患者的重要原因之一。

同样,由于全肝血流阻断无血切肝技术的应用获得了安徽省科技进步二等奖并被多家媒体报道,使我们科在院内的影响力大增。约在1999年底,一位内科主任来我科咨询,说她的一位亲属因肝脏巨大血管瘤去上海做了肝动脉结扎手术。据说术中医生告知家属手术无法安全切除肿瘤,考虑肝脏血管瘤可能,故建议安全起见放弃手术切除而行肝右动脉结扎。手术后患者情况良好,但一年来肿瘤又不断增大,当时我院的CT诊断为肝右叶巨大肿瘤,良性可能。科室会诊认为可能是不典型肝脏血管瘤,瘤体占据肝右叶累及部分左内叶,长径近20 cm,但包膜仍完整,下腔静脉受压呈线状,分析病情并与家属反复沟通后,最终决定行全肝血流阻断扩大右半肝切除术。打开腹腔发现肿瘤为实性,表面密布已形成的侧支血管,初步游离右肝后发现有切除肿瘤的可能,故先行全肝血流阻断以钳夹法切肝。由于受当时的切肝技术和设备所限,术中出血仍较多,同时因全肝血流阻断致患者长时间低血压休克。此时我们在手术台上都紧张地关注如何在全肝血流阻断时尽快切除肿瘤,并未发现患者术中血压大幅波动和失血性休克的状况,当时年轻的麻醉医师也在紧张地工作并没有告诉我们监护仪显示的数据。艰难地切除巨大肿瘤后,很快我们又发现开放阻断恢复入肝血流后残肝血流灌注不良已呈灰白色,此时我们抬头观察监护仪发现患者血压已过低,同时肝断面渗血加重,遂加快输血速度,止血后将患者转入ICU。由于当时我已兼任外科ICU主任,因此对危重患者的观察和救治略有体会。当晚患者出现弥散性血管内凝血(DIC),全身血流动力学指标严重紊乱无法控制,腹腔引流管持续渗血,很快并发急性多脏器功能不全,经科室讨论认为患者不宜再手术止血了。术后当晚患者死亡,术后病理诊断为巨大肝血管内皮瘤,部分呈肉瘤样改变。现在反思当时的经过,我认为问题主要出在手术过程中术者全神贯注于手术进程,特别是当分离肝脏后发现肿瘤可以切除时过度兴奋,随即进入忘我的工作状态,如同一名即将登顶的登山运动员体内肾上腺素飙升,埋头苦干切除肿瘤后还来不及喘口气就发现开放阻断血流后残肝血供很差,此时术者的心情如同坐过山车般从高处瞬间坠入深谷。一方面因术者太过专注于手术未能同时观察患者的生命体征变化;另一方面的原因是在入肝血流阻断后全肝缺血,导致无法辨认残肝血供是否正常。实际上整个切肝过程患者始终处于低血压休克状态,术后即便进入ICU治疗已是于事无补。这样的结果就是外科医生最不愿意见到的"手术成功了,患者没有了"。很显然,患者的死因是术中持续失血性休克未得到及时预防和纠正,术毕出现了低体温、严重低氧和代谢性酸中毒,最终引发了DIC。时至今日我每每想起此手术心中仍充满愧疚!我也因此理解了曾听到的一个故事:上海某著名医院心脏外科邀请美国著名心外科手术团队来为国内同行演示手术,虽然术前准备和讨论充分,手术计划也周全,但手术当日美国同行进入手术室后建议暂停手术,原因是手术室仅有麻醉医师专用的观察患者生命的监护仪,而没有供手术医生观察患者生命体征的监护显示屏。由此可见,作为富有经验的术者,他们很重视术中随时观察患者生命体征的变化以便全程掌控手术。现今各大医院手术室都已装备精良,有些新建大医院的手术室配备的仪器十分先进。但遗憾的是,我们很少有术者会在术中经常观察患者生命体征监护显示屏,这也是我们这代人需要改变的手术习惯!特别对于大型和风险因素高的手术,术中应经常观察患者的生命体征变化,在此基础上判断患者对术中出现意外的耐受性,从而决定手术的进程,避免发生意外,出现骑虎难下的局面!就在不久前,我为一位右肝下腹膜后巨大肿瘤患者完成了切除手术,虽然术前经影像三维重建充分评估了手术风险,排除了急性瘤内出血的可能,并在术前纠正了严重贫血,但当我们进腹探查后发现还是困难重重,患者肿瘤体积巨大,上、下径约20 cm,左、右径约16 cm,其表面密布粗大的侧支血管。原以为右肝仅仅是盖在瘤体上极易分离,实际上肿瘤上极侵及肝右叶和右肾上腺及膈肌,加之患者为脂肪肝,稍加分离肝包膜下即广泛渗血。此时我已预感到这将是一场术中出血很多的战役,抬头看了一下监护显示屏,患者生命体征尚平稳,经术中评估可以完整切除肿瘤后,先告知麻醉医生手术规划和可能的出血量,同时通知血库取红细胞1 000 mL。放置肝门阻断带后,我们放弃了掀起"右肝从上而下切除肿瘤"的计划,先分离瘤体外侧和下极,当瘤体被从上、下、左、右分离出近1/2后已出血近1 000 mL,此时在建议麻醉医生控制血压和中心静脉压后,我们阻断第一肝门,助手以双手分别从上、下两个方向将瘤体尽力托向切口,术者则以钳夹法快速逐一离断瘤体基底和紧邻肝脏的肿瘤内侧组织,切除巨大肿瘤后瘤床积血又有数百毫升,但此时在直视下缝合止血已十分方便,同时采取加温生理盐水冲洗,使用加温毯和连续输血等一系列措施,术中基本没有出现低血压休克。此病例说明,通过术中主刀医生观察患者生命体征后的研判,及时备血并快速切除肿瘤来争取更少一些的失血,虽然有违现今主张的精准精细的手术原则和风格,仅是不得已而为之,但实用、安全!由此可见,所谓精准的外科技术也要灵活运用,这与快速切除的粗犷手术技术有时并不矛盾,融合应用还可能相得益彰,两种手术风格的目的都是为了确保手术顺利、安全!术后第3天这位患者已能下床吃饭,我的内心百感交集,这也是一例现代外科与麻醉先进技术良好配合的成功案例。当然更是在吸取以前经验教训的基础上,术中良好应对处理的结果,这让我想起北京大学王一方教授为《打开一颗心》这本书所作序言中的几句话:"手术室本是非常之地,它既是解除病痛的地方,也是咀嚼苦难和孤独,遥望生与死的地方。既是追求生命希望的地方,也是体验悲剧与悲情思考生存意义的地方,还是烛照心灵、寻找信仰的地方。"我们每一个善良的外科医生都会要求自己努力做好每一例手术,哪怕是极具风险、困难重重的手术,也希望只能成功不可失败。每一位优秀的外科医生都见证或亲历过难以面对的痛苦时刻,你可能有逢凶化吉的能力和好运,但它不会总是被你拥有,这也是为什么我常常对学生们说做医生要如履薄冰、如临深渊的原因。在计划做每一例有风险和高难度的手术时,始终应该从难设计、沉着应对,切不可有侥幸心理,正如兵书中所言"知己知彼,百战百胜"。

　　肝脏囊性肿瘤临床较少见,故教科书中无此节内容,但在肝胆外科并非罕见。10几年前,一位老人在子女陪同下来病房找我,说他因肝囊肿已在市内医院做了两次腹腔镜手术,术后囊肿复发且不断长大,经同行手术医生推荐来找我就诊。我仔细看了他的CT片子,发现囊肿约有十几厘米大小,位于肝右叶,可能由于两次腹腔镜开窗手术的关系,致部分囊壁很厚且部分有强化表现,初步诊断为肝右叶囊肿,估计术后复发的原因是上两次手术开窗引流不充分。经术前准备后再次行开放手术,术中见肝右叶巨大囊肿与膈面和侧腹壁粘连紧密,与常见的肝囊肿不同,其囊壁厚而硬,先开窗减压吸出大量淡黄色囊液,并无感染迹象,随后沿囊肿边缘大范围切除外凸的囊壁,切缘彻底止血放置引流管后结束手术。术后患者恢复良好如期出院,3个月后复诊原囊肿部位又出现积液未予处理,半年后复诊囊肿增大如术前情况。此时我们也不解为何囊肿会很快复发,市级医院两次手术均复发,我们做了较彻底的开放手术后还是复发,我们意识到这可能不是单纯的肝囊肿。好在患者和家属对我们十分信任,同意再进行手术治疗。这次我们按术前计划施行了肝右叶囊性病变的完整切除,术后病理诊断为肝右叶囊腺瘤。这也是我第一次看到这个疾病的诊断,随即组织同事们查阅文献,方知这是一类可能起源于肝内胆管的囊性肿瘤,可以是恶性的,称之为肝脏囊腺癌。同时,我们查找文献发现美国一所大学的医院汇总报道了30余例该病的诊治结果,其中所有病例均有1次以上的误诊和多次手术的经历,这类肿瘤只有完整切除方可治愈。通过这个误诊病例并结合相关文献报道,我们了解此病的CT三大影像特点:①囊壁厚,部分可出现强化;②囊内可见分隔膜样分隔结构;③囊壁上可见凸向囊内的壁结节。有了这次的经验教训,我们在最近的10年中,先后诊治了约15例肝脏囊腺瘤患者,其中几例为囊腺癌,但因术前及时确诊且均实行了根治性切除,几例囊腺癌的手术治疗效果甚至优于原发性肝癌。现在当我们见到肝囊肿伴有囊内隔膜,囊壁部分强化或有大小不等之壁结节时,均会动员患者施行肝叶切除术,而不是微创开窗引流或局部穿刺引流。特别是现今健康体检已很普及,每天肝胆外科门诊都有拿着超声或CT报告的就诊者,其中绝大多数都是单纯性肝囊肿而无须处理,但也确有少数为肝脏囊性肿瘤。由此可见,一位肝胆外科医生必须很好地掌握相关疾病的影像学特征,特别对少见类型的肿瘤更需要不断学习、总结和反思,方可避免误诊误治。对比过去,如今我们最大的优势是可以在手术前后对比影像结果,以及在术中直视下触诊,必要时行术中快速病理检查,特别是获得病理诊断后再复习术前影像,对提高诊断水平大有帮助。

第四节　肝脏良性肿瘤

　　肝脏肿瘤以恶性多见,少见的良性肝脏肿瘤中以肝脏海绵状血管瘤最为多见。特别在超声和CT检查普及并纳入常规体检项目之后,每天都有无症状的肝脏血管瘤患者就诊。虽然教科书中仅有短短一节描述,实际上在临床此类病例还是很多见的。在我入职的20世纪80年代初期,大家都认为肝脏血管瘤虽然是良性的但仍应切除,以防发生破裂后大出血而致死。我们通过近20年来不断学习国内外的相关研究和指南,目前临床对肝脏血管瘤外科治疗的原则越来越明确,现总结如下:①当肝脏血管瘤难以与肝细胞肿瘤相鉴别,短时间内生长速度较快,特别巨大或合并凝血功能障碍(K-M综合征)时方建议行外科手术治疗。②其他的临床确诊肝脏血管瘤均可观察随诊,不建议行肝动脉栓塞等姑息性治疗。③瘤体发生破裂的概率非常小,或即使发生通过介入或及时的手术治疗多能获成功。总之,目前外科治疗肝脏血管瘤的原则总体趋于更加保守,曾经采用介入、射频、硬化剂注射等方式治疗肝脏血管瘤的乱象已不复存在,外科治疗适应证日益明确,手术技术也逐渐提高。本质上来看,肝脏血管瘤仅仅是肝内血管的错构而并非真性肿瘤,可以说它就是一种"可治可不治的疾病",符合手术适应证的患者很少,估计不会超过总病例的5%。但瘤体长径大于10 cm,甚至超过15 cm的特大血管瘤目前仍时有发现,特别在经济发展落后的地区,因为血管瘤生长缓慢,致使个别特大肝脏血管瘤患者来就诊时腹部膨隆如同孕妇。我在刚入门外科时就通读了吴孟超教授主编的《肝脏外科学》,书中介绍,他们医院在 20 世纪 70 年代中期收治了一例皖籍男性患者,其肝脏血管瘤长径达 63 cm,瘤体重达 18 kg。书中配发了患者术前术后的照片,令人印象十分深刻,当时完成如此之大的肝脏血管瘤切除也是世界之最了。由于特大肝脏血管瘤切除仍是高危手术,因此即使在肝胆外科技术十分成熟的日本,其相关诊治指南中仍明确指出:对长径大于 10 cm 的特大肝脏血管瘤的切除应在有丰富肝外科经验的肝脏外科中心施行。回顾自己的经历我深有感触,在 1983 年前后,我科收治了一位肝左外叶巨大血管瘤患者,瘤体长径约 8 cm,经常规准备后择期手术。因当时肝切除手术很少,故两位主任同时上台,以钳夹法做了肝左外叶连同瘤体切除,手术顺利,术后当日即引流血性液体约 500 mL。第二天持续血性引流,输血后血压仍偏低,随即剖腹探查,术中仅发现肝断面广泛渗血,左膈下积聚大量血凝块,随后逐一缝合止血结束手术。术后患者渗血情况仍无明显改善,又形成左上腹内巨大血肿,最终患者家属困经济原因办理出院。现在回想此病例,患者很可能并发了凝血机制障碍的 K-M 综合征,无奈当时对此症既无法明确诊断又无处理方法,且术后低血压进一步加重凝血障碍,加之切肝技术又无电外科设备和可吸收止血的材料,多种因素最终导致手术失败,但在当时那种十分简陋的条件下,也算是意料之中的结果,若按现今的外科技术和医疗条件,这个患者不手术也许还能长期存活!

2020 年,我们医院高新院区在开设肝胆外科病区后不久便收治了一位患者,其肝右叶和左内叶特大占位长径约 30 cm,经多种影像学检查诊断为特大肝脏血管瘤,三维重建影像提示切除范围需行扩大右半肝,一部分中肝静脉受累,左侧入肝血管可良好保留,肝功能和 ICGR 15 正常。我认为,虽然瘤体巨大但对切除瘤体完好地保留右肝后叶尚有把握,技术上应该没什么问题。手术过程中一切按计划进行,但术中阻断第一肝门后,我们发现瘤体没有明显缩小,瘤体部分呈纤维硬化样改变,切肝过程中渗血较多,我们选择以电百克钳逐一断肝。由于受巨大瘤体的影响,肝断面的面积也特别大,按常规断肝过程中入肝血流阻断每 15 min 开放 1 次,开放时肝断面渗血很多,术中患者有几十分钟为低血压状态。在我们完成断肝移出肿瘤后,方可在直视下良好止血,手术经过还算是按部就班,虽然没有发生大血管意外损伤,但术中持续的肝断面渗血积少成多,还是导致患者在术中有近半小时的低血压状态,经积极纠酸、扩容、输血处理,手术结束时患者血压恢复正常且达到满意止血,余肝血供良好。但当晚在 ICU 时患者仍出现持续血性引流和血压下降,经过及时强化保温纠酸、应用凝血因子处理后,引流量逐渐减少,这一过程主管医师因深夜故未电话联系我,决定先行保守治疗。此例术后渗血也是预料之中,原因包括:肝断面很大,术中低血压影响了凝血功能而未及时补充凝血因子,术中肝静脉压控制并不十分满意,术后没有及时进行相应的促凝血止血治疗,等等。对此我也反思很多,对于一个复杂的大型手术,不但术前和术中要计划周全精准,而且要实施周密的术后监护治疗,整个过程应亲力亲为,否则一旦出现意外,后悔莫及。眼下临床手术时一旦完成手术的关键部分,主刀医生常随即离场,更少有完成手术还去 ICU 督促协商术后治疗的医生,这也是现代外科临床存在的通病。如今我们已经可以借助现代通信手段,以信息、图片和短视频做到实时的临床监控,这也算是 5G 时代远程医疗的优势吧!但从我内心来说,我们还是应该像裘法祖先生说的那样走进病房、临近病床亲自查看患者、倾听患者的想法和要求,这是外科应该继承的优秀传统。此例特大右肝脏血管瘤患者从 ICU 返回病房一周后即康复出院,由此可见,外科ICU 在重大复杂手术术后监护治疗中的重要性。如在术后即返回普通病房,遇突发状况常难以及时发现、及时处理。巧合的是此病例出院后不久,我们又收治一位左肝特大血管瘤患者,瘤体大小约 30 cm×40 cm。反复研判其三维成像后,我们认为可以行左三叶完整切除肿瘤。术前请麻醉科会诊,共同商讨、制订更完善的术中处理对策,在术中分别采用加温毯、血细胞回输器、控制性低中心静脉压、长时间的入肝血流连续阻断和血管瘤体加压捆绑、肝右静脉主干修补、瘤体内血液回吸收红细胞洗涤分离后再回输,以及电百克钳快速切肝技术等,手术一切顺利,术后无并发症发生,患者顺利出院。这说明通过术后不断反思不足并与麻醉医师全方位研讨合作,联合应用新技术、新设备可使这些高难度手术顺利完成。针对这样既特殊且风险性又高的病例,术前准备工作做得再多再细都不为过,知己知彼方能百战百胜。回顾这些成功的高难度手术,要有鸡蛋里挑骨头的精神,逐一回顾手术过程,反思哪一步还可能有改进的空间或更好的方法。此病例救治成功后,我们对每一例特大肝脏血管瘤患者均采用了术中保暖、红细胞回输和低中心静脉压技术,术中每次 20～30 min 的持续入肝血流阻断减少了开放阻断次数从而减少术中断肝时的失血量,这些技术改进使得近年来我科特大肝脏血管瘤切除一直保持无手术死亡的记录。由此可见,不断反思,持续改进,方可不断进步。

虽然现今影像学诊断水平很高,但将肝脏血管瘤误诊为原发性肝癌的案例临床仍时有发生,究其原因,多为收治科室医生读片能力有限,过度依赖放射诊断结果,仅依靠诊断报告即施行治疗。这些误诊的案例不禁使我记起裘法祖院士说过的三句话:"面对影像学检查,较差的外科医生,只看诊断报告不复看片子;较好的外科医生,先看报告再看片子;好的外科医生是先看片子后看报告。"而在实践中,往往还需要反复多次对比查看片子和检查报告。多年前我们收治一位在外地被诊断为巨块型肝癌,经 3 次介入栓塞治疗后局部持续疼痛的女性患者,仔细复习其病史查看片子后,发现疑点甚多。首先是她没有乙肝病史,AFP 为阴性,右肝巨大占位,仅边缘部有少量碘油沉积,患者全身情况良好,与患肝癌 3 年而仅行介入治疗的临床发展过程不符。随即行超声检查,发现其肝右叶占位中有较典型的脉络样结构,初步诊断为右肝巨大血管瘤,多次经导管血管栓塞术(TAE)治疗后,在充分准备后择期顺利完成右半肝切除术,病理报告为肝海绵状血管瘤伴部分纤维化,术后得知不是肝癌。患者出院时对我们的诊治十分感激,但我却怎么也高兴不起来。明明是我们误诊误治了,让患者花了钱还遭了罪,他们还感谢我们,真是心中有愧啊。望着他们离去的背影,我只想说谢谢你们的理解和包容。虽然误诊的责任不在我们医院,但也是我们的同行所为。为此,我让学生将此病例的诊治过程做成完整的 PPT,先让科室集体学习后又多次在肝胆外科会议上宣讲,目的就是让大家引以为戒,以免重蹈覆辙。我们不能只沉浸在纠正恶性肿瘤的误诊而后又切除的喜悦之中,应该让更多的同行了解造成误诊的原因,以及如何避免误诊误治给患者带来的伤害。

另一例让我印象深刻的误诊病例发生在约 20 年前。一天中午,我突然接到市内某医院一位主任的电话,说他正在手术室处理一位肝囊肿患者,但置入腹腔镜后发现外凸的肝囊肿呈草莓样鲜红色,穿刺抽出的是鲜血,不知如何处理。我急忙赶去,从显示屏上观察来看,这应该是一个巨大肝脏血管瘤坠生掩盖在肝十二指肠韧带上方,术前误诊的原因同样是影像诊断为肝囊肿,翻阅病历后方知患者是适龄入伍青年,在征兵体检的超声检查中意外发现此病变。观察了术中图像和瘤体与脏器的关系后,我建议放弃中转手术,原因是术前准备不足,血管瘤体巨大并压迫第一肝门,瘤体与肝动脉和门静脉的关系不明确,此时中转开放手术可能会出现难以处理的局面。当时该医院的技术条件有限,故结束手术探查后患者转入我科准备择期手术。由于已行一次腹腔镜探查,且误诊在先,患者又是年轻有为的下一代,因此手术压力很大。经过充分的术前准备后我们再次行开放手术探查,术中发现第一肝门区巨大血管瘤约 10 cm 大小,基底起源于肝十二指肠韧带。小心逐步分离后,发现瘤体与门静脉主干关系密切,可能需要联合部分门静脉切除,在做好第一肝门阻断的同时进一步小心分离,所幸并不是之前预想的门静脉海绵样变性,最终完好地保存了门静脉并完整地切除了血管瘤。这类少见的肝门部巨大血管瘤,虽然并非直接起源于肝脏,但与肝动脉和门静脉关系密切,手术切除过程中有很大的不确定性,如果同时合并起源于门静脉的先天性海绵样变性,手术切除将更为困难。一般这种意外发现的血管瘤并不危及生命,甚至可能终身无症状,是否一定要手术切除目前仍存争议。因此,针对这种良性病变,无论何时何地,我们都应做好技术上的充分准备,力争避免手术死亡风险,切不可因为被邀请上台会诊,在情况不明、技术条件也不成熟时贸然中转开放手术,这种毫无准备的应急上台如果把控不当,很可能出现失控状况而危及患者生命。这个案例细思极恐,也许是所谓的"职业感觉"让我做出了避免手术失败的一次重要决定。

　　肝脏海绵状血管瘤有一种较少见的情况,即在肝左、右叶均分布有大小不同的血管瘤,其中部分瘤体巨大,以往有个别报道采用肝移植方法治疗。目前我们主张仅切除大于 10 cm 的巨大血管瘤,其他部位的小瘤体不必处理。过去常在术中用大针缝扎较小瘤体或用射频和微波仪治疗,现在看来没有必要对这些体积较小的血管瘤进行治疗。20 多年前的一天上午,我完成一台常规手术后,去隔壁手术室观看一台肝脏巨大血管瘤切除手术。这是一位年轻女性患者,检查发现其肝左、右两叶和尾叶多发巨大血管瘤,当时手术组准备行扩大左肝切除后再切除左尾叶瘤体,但术中分离时切破瘤体导致持续大量出血并引发失血性休克,我应邀紧急上台,控制入肝血流后采用当时沿用的钳夹快速切肝法切除左叶巨大血管瘤,控制出血时患者仍处于休克状态。我定了定神之后检查肝断面,发现肝左静脉已离断结扎,肝右静脉根部仍残留部分瘤体持续渗血,当时的技术水平和患者的情况已不允许继续切除位于肝右静脉与下腔静脉夹角中的残余瘤体,只好采用结扎加血管缝线连续缝合止血。此时经过抗休克治疗后患者情况趋于稳定,随即切除左侧尾叶坠生型血管瘤后结束手术。术后患者在ICU先后经历了切口裂开、胆漏、肝功能不全等一系列严重并发症,好在经过近 3 个月的积极治疗后最终康复出院,患者虽然不是我主管,但在 ICU和术后并发症处理过程中我也积极参与了。看到这样一位肝脏良性肿瘤患者在经历了十分凶险的手术和严重的术后并发症最终康复出院,我的感受无法用言语表达。很长一段时间,我以此病例警示自己,巨大肝脏血管瘤切除仍是一个有较高手术死亡风险的高难度手术,不要以为自己"武艺高强"而忽视了手术安全。虽然以现今的技术条件完成此类手术的风险已大大降低,但当时我们普外科还没有分亚专科,分散作战使各个治疗团队积累的手术经验有限,对如此高风险的手术,术前认识、评估及技术准备均存在不足,加之在做肝切除术中阻断第一肝门的时间严格按教科书建议仅为 15 分钟,每次开放复流肝断面失血显著增加的同时会导致瘤体内快速充血,这样反复开放血流也是导致术中发生休克的主要原因。由于此病例是我首次行巨大肝脏血管瘤姑息性切除术,因此我也十分关心患者的远期预后情况。经过多次联系,患者术后 10 年再次来我院行 CT 检查,发现她的肝右叶增生明显,残留的血管瘤体也同时增大,血管瘤累及包绕肝右静脉主干,肝右后叶增生明显但与瘤体边界不清,经反复协商仍建议患者注意观察。虽然凭现有的技术和设备条件,完全有可能切除增大的残留血管瘤,重建肝右静脉回流,但考虑患者已经历一次风险较高的大手术,现在肝功能止常且残留血管瘤增长缓慢,加之患者已近 60 岁且生活质量良好,她本人对手术也心存顾虑,综合来看再手术治疗的必要性不大。通过对此病例 20 余年的观察,我们更加了解肝脏血管瘤的生长特点,也体会到对于巨

精益求精,锲而不舍
——一名外科医生的临床手记

大肝脏血管瘤,术前的准确判断和细致的手术计划十分重要。同时我也有自己的观点:当手术条件和技术条件有限时,为保证患者手术安全,降低手术风险,对特别巨大血管瘤已成侵及主肝静脉等特殊风险部位的血管瘤,术中可酌情采取姑息性切除残留邻近大血管旁的少量瘤体。但这仅是在特别情况下的权宜之计,是不得已而为之,在技术可行的前提下,仍应主张完整切除,特别是现今已有很好的电外科分离设备和完善的大血管修复技术。

虽然现在临床上认为绝大多数肝脏血管瘤并非外科手术适应证,但对少数 15 cm,甚至 20 cm 以上的特大血管瘤,多数临床研究仍认为应择期手术治疗。与 20 年前相比,现在的影像学检查和手术技术均已达到较高的水平,术前我们不但可以确定瘤体的大小和数量,还可以经三维影像重建立体显示了解瘤体与主要脉管的关系,进而评估是否需要切除重建相应的血管并预判手术过程的关键部位,以及术中需要做好哪些应对措施。几乎每例特大肝脏血管瘤术前均可制订详细而精准的手术计划,术中运用多种电外科手术器械断肝、低中心静脉压及全肝血流阻断技术等,可使手术的安全性大大提高。尽管如此,国内外相关外科手术指南仍将此类手术认定为高风险手术,建议仅在临床治疗经验十分丰富的肝脏外科中心施行。这也提醒经治医生在施行此类手术前,应充分做好各方面的详细评估,并针对诊断和手术规划与风险,与患者家属做好充分的沟通,切不可过度自信,急于挑战手术技术难关而将患者的安危置之度外。兵家常言不打无准备之战,其实对外科医生来说更是如此,这种准备不仅是手术技术方面的,还应包括伦理评估和全面细致的医患沟通,以及常提及的"医疗风险与效益评估",切不可因自己想做此类手术而积极动员患者接受这类高风险的手术治疗方法!

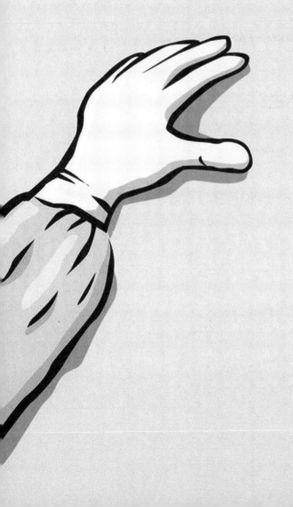
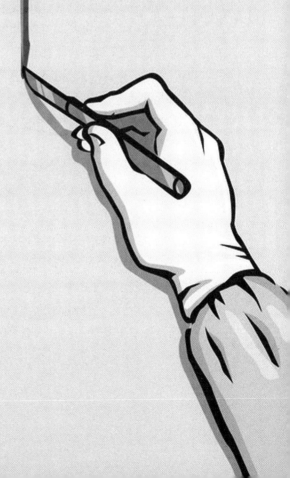

PART
11

第十一章

门静脉高压症

门静脉高压症是少数几个以临床和病理表现命名出现在教科书中的疾病,如同上消化道出血和肠梗阻等。显然,它是由多种疾病引起的一组相同症状而并非一种独立的疾病,包括所有可以导致门静脉系统血流阻力增大压力升高的疾病,最常见的是病毒性或酒精性肝炎、肝硬化。在病理上以肝脏假小叶形成、门静脉回流受阻压力升高、侧支循环形成为特点,临床表现为消化道出血、脾大、脾亢、肝损害和腹腔积液形成。近40年来,随着介入内镜和肝移植治疗技术的不断改进和提高,普外科常规手术治疗的门静脉高压患者已日渐减少。目前常用的内镜治疗包括:食管下段与胃底部曲张静脉套扎、各种硬化剂注射,介入治疗则以经肝静脉向门静脉穿刺扩张置入自膨式血管支架,形成有效的肝内门体分流,即经颈静脉肝内门腔静脉分流术(TIPS)。这些微创技术的应用使得目前临床已很少施行传统的开放外科门体分流和门奇断流脾切除手术,大部分患者都在内镜室和介入科接受治疗。但一直以来,门静脉高压症在外科教学中仍占有重要地位,记得以前老师们常告诉我们,门静脉高压症是外科学的必考内容,必须熟练掌握。眼下因为很少收治此类患者,我们的年轻医生对此症的外科治疗原则和方法也就越来越生疏了,但这并不意味着它是一个正在从外科消失的疾病,无论从止血效果还是长期生存来看,外科施行脾切除门奇断流术均具有良好的结果,现在还可以用腹腔镜或机器人完成此手术,使手术更加微创。从医疗经济学角度来看,多次内镜或 TIPS 的治疗费用更高,部分患者难以承受,还有部分患者经内镜和介入治疗失败后只得接受传统外科手术治疗,甚至是肝移植治疗。

我在做住院医师时,门静脉高压症手术治疗是当时最高难度的手术之一,特别是门腔分流术,仅有少数几位主任掌握此手术技术。住院医师能进入手术室观看手术已很不容易,更何况并不一定能看到、看懂手术。受技术所限,当时的外科治疗仍以脾切除门奇断流术式为主,当年在裘法祖教授的倡导下,此术式是国内治疗门静脉高压症的主流术式。由于此术式在技术上易掌握,同时切除脾脏改善了脾功能亢进症状,因此很多地市级医院都掌握了此手术技术。手术要点包括:①切除的脾脏,多数为二级以上肿大的巨脾。②结扎切断冠状静脉,此静脉及其属支常常特别粗大,形成门静脉与奇静脉间侧支分流的桥梁。③彻底离断进入胃底和食管下端的静脉分支,当时主张离断范围越大越好。那个年代学术争论多局限在治疗门静脉高压症,断流术和分流术哪个更好,由于两种手术技术难度不同,对我们医院而言显然做的更多的是脾切除门奇断流术。日本的经验也是如此,这也形成了西方主张分流、东方主张断流的现象。我们国家在自身临床经验的基础上深受日本同行的影响,即断流要彻底,甚至发展到联合切除食管下段的极端术式,这也代表着当时的一个手术流派。现在看来当时的这种做法缺乏很好的理论支持,仅凭简单的外科思维,认为完全切除出血部位就是最彻底的治疗,这也是外科发展史上典型的"头痛治头、脚痛治脚"的案例。几十年后,回首过去,当时有些手术的设计和治疗理念真的十分幼稚,外科学是一门起源于理发师的实践科学,只有在你有想法并付诸实践后,才能评价其优劣,在其发展的过程中,患者可能会为此付出代价,有时甚至要以生命作为代价。在医学伦理和循证医学高度发展的今天,我们才有可能严格掌控和应用新技术,从而让患者付出更少的代价以获得或证明更好的外科治疗方法。

当年我科几位主任主张开展联合食管下段切除的断流术,特别是国产的管状吻合器应用于临床后使食管下端部分切除、吻合可以一次完成,也让当时经腹食管下段切除、吻合这一技术难题得以解决。一次,我分管的一位乙肝肝硬化、门静脉高压症、食管下端曲张静脉破裂出血的患者,经保守止血治疗后决定行联合食管下段和脾脏切除的门奇断流术。术中应用二十六号国产管状吻合器,切断吻合食管下段,同时完成脾切除和常规的门奇断流,手术经过顺利,但术后早期患者出现较大量的腹腔积液,第 6 天发现吻合口瘘,因为是低位食管吻合口漏加之有腹腔积液,所以每天引流量近 1 000 mL。由于当时还没有常规的营养支持制剂,仅靠输入高渗糖溶液和水解蛋白进行营养支持治疗,因此不到 1 周患者已呈衰竭状态,最后患者自动出院,手术治疗失败。现在回想起来,我认为问题主要出在以下几个方面:①联合切除食管下端并非必要;②围术期患者肝功能和营养状态差使吻合口漏发生率升高;③术后缺乏有效的营养支持方法和药物。为什么说切除食管下段并非必要?因为从病理解剖学来看,门静脉高压症上消化道出血的根本原因是门静脉回流受阻与压力升高,致冠状静脉与奇静脉侧支开放血流增加,进而使食管下端与胃底黏膜下静脉回流受阻内压升高继发静脉曲张后破裂出血。因为切除有曲张静脉的食管下端并不能更好地控制胃底曲张静脉的出血，还会增加手术风险，完全游离的食管下段又使吻合口血供不良，影响其正常愈合，特别对肝功能不良且营养障碍的患者而言，联合食管下段切除是高风险的操作，所以之后很多医院都放弃了这种断流的术式，目前鲜有类似的临床应用报道。

随着临床和病理解剖研究的深入，近年针对传统断流术的改进产生了一种所谓的"选择性门奇断流术"，其核心理论基础介绍如下：门奇静脉分流侧支循环形成是人体发生门静脉高压后的代偿表现，也是在肝硬化门静脉高压后自然形成的门体分流，有助于降低门静脉高压。由于上消化道出血多是这条侧支循环路上进入食管下端和胃底的静脉穿支内压升高，曲张静脉团破裂所致，因此，仅需紧贴食管下段和贲门胃底部仔细离断这些穿支静脉，即可完好保留冠状静脉和奇静脉间的自然分流交通。这就是保留自然分流加食管下段和胃底曲张静脉离断的选择性门奇断流术，它与传统的脾切除门奇静脉断流术的本质区别在于此术能完整保留而不离断冠状静脉。虽然我已很少有机会去做这样的手术，但通过有限的手术病例仍验证了这种术式的优点。综上，我极力推荐大家在有必要采取手术治疗时选择这种术式。肝脏移植虽然是最彻底的治疗各种门静脉高压症的最佳外科方法，但仅有极少数患者能获得手术机会。在各种微创手术大行其道的今天，我们仍希望更多的年轻医生能学习并掌握选择性门奇断流术，在做好充分评估和围术期营养支持治疗的前提下，这种手术方式不仅可以用于内镜和介入治疗失败的患者，也可用于等待肝移植期间发生出血的门静脉高压症患者，此法既有效又安全，说明传统外科治疗门静脉高压症仍有一席之地！在微创技术快速发展的今天，虽然传统外科方法治疗门静脉高压症已不常用，但我仍带着一丝怀旧的心态写了这一节，我相信、也希望年轻医生能在追逐前沿外科技术的同时，了解并重视传统技术，这些技术之所以能代代相传，是因为它容易被掌握，对设备条件要求不高，临床疗效确切，也没有较长的"学习曲线"限制，学而用之，用而改之，相信若能在技术上不断优化，必将使其更具活力。

PART 12

第十二章

胆道疾病

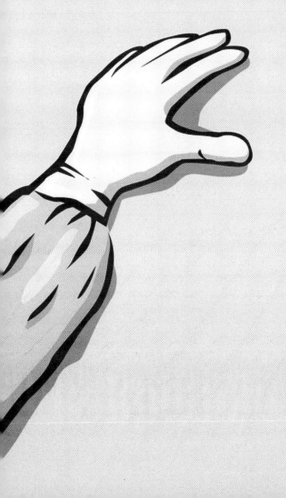
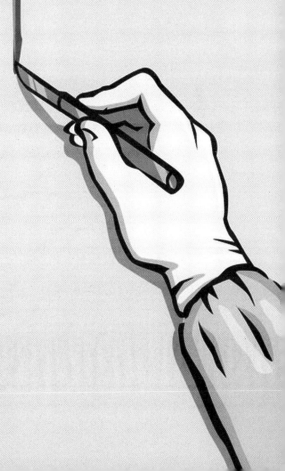

第一节　先天性胆道闭锁与胆管囊状扩张症

先天性胆道闭锁与胆管囊状扩张症多见于新生儿和小儿,部分先天性胆管囊状扩张症可至成人后出现症状因而较晚才被发现。由于早年众多年轻父母一旦发现孩子患有较复杂的先天性疾病大多放弃治疗,因此临床少见此类疾病的诊治案例。后来得益于国际学术交流公派项目,我于1988年去联邦德国进修学习小儿外科,此前在国内很少看到先天性畸形患儿住院接受治疗,特别是先天性胆道闭锁在当时几乎被认为是不治之症。在小儿外科学上虽有介绍采用肝门空肠吻合术(Kassai术)治疗此症,但其远期疗效很差,患儿大多生长发育不良,后期多死于肝硬化,所以当时国内几乎很少开展此类手术。1989年我有幸入选参与联邦德国下萨克森州与我省的科技交流计划,在合肥学习了10个月的德语后,我有生以来第一次乘坐国际航班从北京飞往法兰克福再转机至汉诺威市。当时我被下萨克森州卫生部分配至汉诺威市立儿童医院进修,期间第一次作为手术一助,协助小儿外科医生霍夫曼主任完成一例先天性胆道闭锁肝门空肠Roux-y吻合术,整个手术过程至今仍历历在目。当时的霍夫曼主任40多岁,十分自信且手术操作训练有素。当时相对其他的联邦德国住院医师,我算是高年资有经验的了,因为我在国内已担任一年的住院总医师,无论是见到的还是做过的手术都比当时的联邦德国住院医师多。那天的肝门空肠吻合手术按部就班进行得很顺利,这是我第一次也是唯一一次为先天性胆道闭锁患儿做 Kassai 手术,术中见到了专门削除肝门区纤维结缔组织的薄型直刀及不缝合空肠黏膜的肝肠吻合技术手法,术中、术后均采用红外保暖设备为患儿保暖。记得手术顺利完成之后霍夫曼主任心情大好,他在咖啡间与我和几位年轻医生大谈此手术的要点并肯定了我的手术协助工作。只可惜这种小儿外科手术仅能缓解黄疸,延长部分患儿生命。现在,小儿肝移植技术已十分成熟,更多的患儿可以有机会选择接受肝移植治疗,部分患儿也可通过先行肝门空肠吻合术缓解病情,为等待下一步接受肝移植创造条件。这一切在当时看来很难实现,而今天已经成为小儿外科治疗先天性胆道闭锁的常规方法。但我还是真心希望通过不断提高精准的产前诊断,使先天性胆道闭锁的患儿越来越少,同时通过日渐成熟的小儿肝移植技术使更多的患儿得到治愈。

先天性胆管扩张症又称为先天性胆管囊肿,因其常继发胆道感染、结石形成,甚至癌变,所以手术治疗是唯一的方法。由于早年受手术技术和认知水平所限,常为患儿做扩张胆管与空肠或十二指肠吻合的胆肠内引流手术,但通过随访发现,术后仍可并发胆道感染、形成结石及胆道癌变,因此,至 20 世纪 90 年代初,小儿外科界基本达成共识,先天性胆管扩张症应争取完整地切除扩张之胆管,行肝门胆管,甚至肝内胆管空肠吻合内引流术。还有专家提出,今后对患儿再行扩张胆管与空肠吻合就是"犯罪",虽然此说法有点骇人听闻,但也言之有理,因为这种内引流术后远期扩张胆管发生癌变的概率甚高。1990 年我从联邦德国学习返回后,先后为多名过去已行胆管囊肿空肠吻合的患儿再次手术切除扩张的肝外扩张胆管,行肝总管空肠 Roux-y 吻合,也算是事后补救了。此后,我们科对先天性胆管扩张症,无论是小儿还是成人一律行扩张胆管切除后胆肠内引流术。但是,临床上有关先天性胆管扩张症针对两个技术问题长期存在一定争议:①扩张呈囊状的肝外胆管下端是否一定要追寻至根部完整切除,因为很多 Ⅰ 型胆管扩张症的末端囊状扩张胆管位于胰腺内并紧邻十二指肠,分离时出血多且易损伤邻近器官组织。部分专家认为,不必强求完整分离至其根部,残留少许胆管组织可以减少对胰腺和十二指肠的意外损伤。②对上切缘的争议更多,有些学者主张保留左右肝管汇合部呈喇叭口样胆管组织可方便行胆肠吻合并减少术后吻合口狭窄,但有些学者主张彻底切除扩张的胆管,分别行左右肝管空肠吻合。其实此争议的核心是需要完整地切除扩张胆管吗？我个人认为,并非每个患者都需要完整切除扩张胆管,特别是有些成人患者反复出现胆道感染,囊状扩张胆管范围巨大并且延伸向肝内,若分离困难出血很多时可以相对姑息一些,上下端可酌情保留少量扩张的胆管壁也许更易行且安全。我们要思考的问题是,切除扩张的胆管主要是防止其发生癌变,而胆汁长期淤积的刺激才是发生癌变的主要原因,一旦做了内引流术,这种促癌因素基本消失了。由于这在基础理论研究中仍没有得到完全证实,因此,只要条件允许,仍应力争完整切除扩张的囊状胆管,特别是扩张胆管的下端,但以下两种情况应慎重:①当肝外胆管囊状扩张,相对正常而纤细的左右主肝管开口于囊状扩张呈球状的胆管壁上,术中切开肝外扩张胆管后,向上观察可见左右肝管开口十分细小且距离较大,这是因为囊状扩张胆管切开后减压,正常的左右肝管复原为回缩状态,此时如果一味强调完整切除扩张胆管后,左右肝管会分别回缩至肝内且口径很小,即使精细地与空肠吻合也难免日后形成狭窄。这种情况多见于小儿,正确应对的方法是切除左右肝汇合部以外的扩张胆管,将连接左右肝管开口间的扩张胆管壁修剪成圆形或椭圆形,即以瓣状与空肠行端侧吻合,这样可以方便吻合避免术后远期胆肠吻合口狭窄。②在成人患者中常见另一种情况,即长期肝外胆管扩张形成囊状的胆管内压升高,导致左右肝管也继发性地扩张,此时如完全切除扩张的肝外胆管,横断的左右肝管口径也很大,外观延向肝内呈囊状。有人主张尽可能向肝内切除后再分别行左右肝管空肠吻合,这种相对正常的继发性肝内胆管扩张是否有必要施行这样刨根式的彻底切除？很可能并非必要,如果同时合并局限的肝内胆管球囊状扩张,即Ⅳ型扩张者,可选择联合半肝切除。但如临床判断左右主肝管扩张为继发性,完全可以在完整切除扩张的肝外胆管后,将扩张的左右肝管拼缝后与空肠吻合。左右肝管开口虽然明显扩张,但肝内无串珠样囊状扩张胆管,左右肝管与肝外囊状扩张胆管汇接部自然光整,则是肝内胆管继发性扩张的主要影像学表现。

无论是小儿患者还是成人患者,正确选择术式的原则都是尽可能切除扩张胆管后行肝胆管空肠 Roux-y 吻合,现今很多医院已采用腹腔镜或机器人完成手术。手术难点之一是胆管下端的分离,很多巨大扩张胆管下部呈球状楔入胰头部,周围血供非常丰富,如合并反复发作的胆管炎则术中分离困难、出血多,早年没有电外科技术时,部分小儿外科专家主张在横断胆管后仅将下段胆管内黏膜分离切除预防癌变即可,但现今应用超声刀已可在出血很少的情况下完整分离并切除,由于囊状扩张胆管内压升高,使胆管与周围组织紧密相连,其操作要点是在部分减压囊状扩张胆管后紧贴囊壁以电外科器械分离,为防止损伤甚或切除部分胰腺,术中需反复识别这一狭窄的解剖间隙,离断的方向始终紧贴囊状扩张的胆管,宁可切破胆管也应避免切入胰腺。由于这个部位的血供最为丰富,术中不应用超声刀分离可能会渗血较多导致分离间隙识别困难,这也是术后并发出血的主要原因,故术中应逐步确切地止血分离保持术野清晰,通常小心分离至扩张胆管下端时多呈鼠尾状或漏斗状,此时已达离断终点。

　　20世纪90年代初,我在门诊收治了一位因右上腹反复发作疼痛的患者,经超声检查确诊为成人胆总管囊状扩张症 I 型,我也是第一次在门诊发现并诊断成人胆总管囊肿。当时我刚从联邦德国学习小儿外科及肝胆外科回来不久,通过进修学习已经认识到应该完整切除囊状扩张的胆总管。当时我们年轻医生的排班是连续上两个月门诊,所以在休息日和下班后经常去住院部外科病房了解收治患者的手术及术后诊断情况。当我 1 周后去病房查询此患者想了解术中的发现与术式选择时,被告知此例手术失败,患者于术后第 1 天死亡。当时我十分震惊,患者初诊时的相貌和言语立刻出现在我的脑海,之后我怀着十分沉痛的心情了解了治疗经过:经常规术前检查和准备,主刀医生为患者施行了肝外扩张胆管切除肝总管空肠吻合术,手术当晚患者诉腹痛,随后心率增快、血压缓慢下降。当晚值班医生查看患者腹部引流管仅见 100 多毫升血性液体,随嘱输血 800 mL。次日全科早交班时,护士报告患者出现休克、神志不清、血压测不到,遂急送手术室经原切口探查,发现右上腹有大量血凝块,原囊状扩张胆管下切缘广泛渗血,虽经努力缝扎止血和大量输血仍不能成功复苏,最终患者死于失血性休克。由于是良性胆道系统疾病手术死亡病例,因此一时在医院内造成不小的震动。虽然当时很少发生群体事件的医疗纠纷,且家属也比较通情达理,但我们全科医护人员的心情仍十分沉痛。回顾分析此病例,我认为问题主要出在当时术中止血的技术和器材仍较为原始,止血不够彻底。当时仅用输液乳胶管修剪后当作腹腔引流管,很容易被血凝块堵塞造成出血不多的假象。值班医生对术后腹腔内出血程度判断不准确,以及未及时检查患者腹部体征并向上级医生报告,致使错过了最佳救治时机是手术失败的关键。那时我院还没有成立 ICU,外科病房也仅靠观察引流情况和定时人工测量血压和心率监测患者术后情况,根本没有监护仪,在当时那种简陋的条件下,如果没有高度的警觉和丰富的临床经验,极易导致对术后严重并发症的误诊误判。时至今日,我们的 ICU 和外科病房的监护设备已十分完备,对术后并发症的判断除应用一些先进设备,如 CT、DSA、超声等进行检查外,更应该通过引流观察、腹部体检及必要的腹穿检查来判断,重要的是及时全面地评估并尽快决定是否需要再手术,这种时刻往往是对术者能力的严峻考验,通常需要集体的智慧来下决心,再等等看的心态常常以延误时机和治疗失败而收场。这个病例使我想起了 20 世纪 80 年代外科的门诊值班制度,当时作为住院医师,我们必须每年有 2~3 个月去门诊全日当班,完全脱离病房。我院的门诊在当时市中心最繁华的长江路上,对面是当时最高档的酒店——长江饭店,我们每天要乘公共汽车或院内班车去门诊。在门诊当班的外科医生还要负责诊治处理外科急症患者,当时的门诊急诊科在长江路大门入口的右侧一楼,门外墙上有一个大铜铃,每当有外科急诊来到时,护士会敲铃,铃声是一声长,两声短,这种约定俗成的“暗号”很灵,我们听到一长两短的铃声就会立刻奔向急诊室。现今这两栋建于 20 世纪 50 年代的老建筑仍然保留在那里,但铃声早已不再响起。虽然那个十分有纪念意义的铜铃早已不见踪影,但我时常觉得声影依旧,多好而又有教育意义的老物件啊!如今的长江路门诊依旧人来人往仍在继续运行。

相对于儿童,成人胆管囊状扩张症的外科术后并发症发生率更高一些。究其原因,可能与小儿外科专科医生培训手术病例多,且胆管囊肿相对较小有关。20 世纪 90 年代初我院还不能做磁共振胆胰管成像(MRCP)检查,当时收治了一位中年男性患者,术前超声检查确诊为肝外胆管囊状扩张合并结石形成,为了解囊肿大小规划手术切除范围,术前申请了经内镜逆行胆胰管成像(ERCP)检查,即经胰十二指肠镜插管胆管造影,因胆管囊肿大,为充分显影,术中注入了多支造影剂,术后没放置鼻胆导管(可能当时还没有这种导管),结果当晚患者高热伴上腹部明显压痛、反跳痛和肌紧张,现在称之为"封闭性化学性胆管炎"。由于病情急转直下患者出现休克表现,因此于当晚紧急手术,术中见囊状扩张胆管内压升高,周围炎症反应严重,最终仍完成肝外扩张胆管切除,肝总管空肠吻合,术后病理报告发现部分扩张胆管壁已发生癌变。

目前对先天性胆管囊状扩张症基本采用超声和 MRCP 确诊,不推荐采用 ERCP 的原因有二:其一是镜下经十二指肠乳头插管困难,很多患者胆总管末端纤细。其二是短时间内注入大量造影剂不能顺利排出容易诱发化学性胆管炎,导致被迫施行紧急手术,且可能难以完成切除扩张伴急性炎症的囊状胆管,被迫行胆管外引流,需二期再手术切除扩张胆管行胆肠内引流。

成人胆总管囊状扩张症对胆道外科经验不足者而言是一个常见的手术技术陷阱,手术看似简单实则不易,术前诊断应明确有无肝动脉变异,特别是肝右动脉变异,以及囊肿上下端与肝门静脉管和胰头组织的关系,同时还需明确囊状扩张胆管是否已继发癌变等。当扩张的胆管呈巨大囊肿样时,肝固有动脉和左右肝动脉常被顶起爬行在囊肿表面或被囊肿压迫在深处,如果术前没有确定肝动脉走形,术中常会将这些动脉误认为是通向囊肿而予以切断,所以在游离肝胆管囊肿时应始终紧贴囊壁,凡是较粗的血管均应先悬吊后分离,确认不是肝动脉后方可切断。其中肝右动脉损伤最常见,一是因为肝右动脉长且紧邻囊状扩张胆管;二是因为肝右动脉变异常见,其中发自肠系膜上的动脉最常见,此时变异的肝右动脉常出现在囊肿的右侧后方与之紧贴伴行,一旦发生肝动脉损伤,常常会并发术后胆肠吻合口漏,此时处理的原则是尽快经皮穿刺置入有效引流,如没有并发感染,经通畅引流后多无须再手术治疗,但如在胆肠吻合口漏基础上继发感染则多需要再次手术治疗。

10 多年前,有一位成人患者术后 2 周先并发胆漏,每日漏出胆汁>500 mL,后又继发感染伴重度营养不良,转入我科后因出现腹膜炎症状而紧急再手术。术中发现患者肝门部胆肠吻合口已完全脱落,因局部感染严重,肝动脉血供判断不明,遂行肝胆管置管外引流,关闭空肠吻合口并行营养性空肠造口，术后患者转危为安，持续行肠内营养和胆汁回输，3个月后再次手术行胆肠吻合后获得成功。反思此病例，患者因术后严重并发症需要再次紧急手术时，我们应根据"损伤控制"的原则，先简化"救命"手术，术后积极地进行营养治疗和抗感染治疗，待患者全身情况稳定、感染完全控制后再有计划地施行二次手术的方案可能是一种安全而明智的选择。有些术者为保全面子或减少纠纷，可能会选择在急诊手术重新行胆肠吻合，意在避免再次手术，这种冒险的做法最终常因患者全身和局部组织情况不良以致"得不偿失"。由于手术失败可能导致更为严重的后果，甚至出现医疗纠纷，因此在保证手术安全和维护术者颜面只能二选一时，应该永远选择前者，这也是一种艰难而扎心的选择。遗憾的是，不少术者常常在亲历补救性手术失败后才愿意主动接受计划性再手术的救治方案。

　　2002年前后，我收治了一位中年女性患者，她在儿童时期因先天性胆管囊状扩张在上海接受了手术治疗。近期因胆管炎反复发作并发现肝内多发胆管结石而再入院接受治疗，经仔细询问并查阅上次手术记录，发现当时做的手术是切除囊状扩张的肝外胆管，行间置空肠肝总管十二指肠吻合。这种术式在当时被认为是既切除了病变胆管又按生理通道重建，即胆汁经间置空肠流入了十二指肠，当时也是小儿胆道外科最为复杂的创新术式，全国仅少数几家医院的小儿外科能够施行。现在反思，其主要优点也是其突出的缺点，即通过在肝胆管和十二指肠间置一段游离空肠，恢复了符合生理特征的正常胆汁流向，但同时也开通了十二指肠向肝胆管间的反流通道，因为失去了抗反流的Oddi括约肌和较高的十二指肠内压促发频繁的胆肠反流，导致肝胆管炎症反复发作，最后形成肝内多发胆管结石，久而久之可以引发胆汁性肝硬化。病情分析明确后，我们决定切除间置的空肠、关闭空肠十二指肠吻合口，清除肝内结石，重新行标准的肝总管空肠Roux-y吻合，术中应用胆道镜取净肝内结石，我习惯将此类手术称为"胆道再次翻修术"，这次术后10余年患者未再出现其他症状也无结石复发。但在3年前她退休之后来我院门诊复诊，诉有间断发作的轻微胆管炎症状。虽然此类症状很少需要住院治疗，但胆肠吻合口上方的肝内胆管可见泥状胆石形成，可以确定仍是胆肠反流所致。因此，胆道外科应将胆肠Roux-y内引流术视为最后的选择，一旦废用Oddi括约肌，任何胆肠内引流几乎

100％会发生术后胆肠反流,只不过发作频率和程度有所不同,这样轻重不一的胆肠反流也是继发形成胆管结石的主要原因。过去无论是小儿还是成人,胆道外科医生都尽其所能设计出各种人工抗反流的缝合方法,但事实证明,各种各样的吻合和缝合方法对预防胆肠反流都是徒劳无益的。最简单实用的方法是将胆肠吻合口间所置的空肠袢延长至 60 cm 以上。现今一旦肝内结石复发,并不一定需要再行开放手术取石,采用腹腔镜手术或者经皮经肝胆道镜取石多可获得成功。由于胆道结石形成的原因多年来仍未破解,使我们无法在术后通过药物进行预防治疗,因此我十分期待更多的研究能聚焦于肝胆管结石的成因,最终攻克此难题,从而使我们少做或不做这类治标不治本的手术。同时我们应该清醒地认识到,破坏、废用 Oddi 括约肌容易,而要修复 Oddi 括约肌十分困难,"再造"括约肌更是天方夜谭。珍惜、保护、不轻易废用 Oddi 括约肌是胆道外科医生的重要职责。

第二节　胆　石　症

　　胆石症包括胆囊结石和肝内外胆管结石,虽然都发生在胆道系统,其产生的机制和临床诊治差异很大。近百年来,胆囊结石的外科治疗均以胆囊切除为金标准,近年因腹腔镜技术快速发展,又延伸出一些新的治疗方法,例如经自然腔道行腹腔镜胆囊切除,主要是经胃切开或经阴道切开行内镜和腹腔镜胆囊切除。此外,仍有一些胆道外科医生主张对胆囊功能良好者行保胆取石术。这些新技术的主要目的是更加微创和保留胆囊功能,我本人对这些新技术持谨慎和不支持的态度,一则为了切除一个有病的胆囊而损伤另一个正常器官是否值得;二则外科的基本原则是能简单就不必复杂,现在的腹腔镜胆囊切除技术已十分成熟,损伤很小,因此不必为了腹部没有操作孔而改成经自然腔道手术。如果经胃切除胆囊术后并发胃瘘,则是一个十分严重的后果,重则可能致命! 这种方法确实有其弊端,不可轻易施行。保胆取石术后结石的复发率很高,我曾收治一位突发重症胰腺炎的年轻女性患者。她一年前在当地医院行腹腔镜保胆取石,近两周突发胰腺炎,影像学检查发现胆囊结石、继发胆总管结石、胰体尾腹膜后大片坏死积聚,因合并呼吸功能不全,在 ICU 支持治疗的同时先后施行了胰周感染坏死灶清除持续灌洗引流,胆囊切除胆总管切开取石 T 形管引流。经过 3 个多月的积极治疗后患者最终康复出院,虽然如此保胆取石术后结石复发并引发重症胆源性胰腺炎的可能是少数,但后果却很严重,这位年轻患者出院时对当时选择保胆取石的决定后悔不已,甚至产生了投诉上次手术医院的想法,原因是当时术者并没有向其说明术后结石复发的风险。由于有不少胆囊结石患者从网络上了解到保胆取石技术可以治疗胆囊结石后希望或要求做保胆取石手术,因此我们在门诊常需要仔细向患者解释为何要切除胆囊。以上继发急性重症胰腺炎的病例虽说很少发生,但究其原因往往还是胆囊结石复发,小结石坠入胆总管诱发急性胆源性胰腺炎,如果首次行胆囊切除则可完全避免出现此类严重的后遗症。虽然不能因此说保胆取石术"后患无穷",但其很高的结石复发率也说明了为何至今它不能成为外科治疗胆囊结石的主流术式。由于这种术式迎合了部分患者十分重视保全自身器官的想法,因此还有部分医院至今仍在推广应用,相信随着更长期的临床研究结果验证,越来越多的医生和患者会逐渐放弃这种术式。

近 20 年来内镜和腹腔镜技术快速发展,已从单一的检查和完成相对简单的手术发展至几乎可以完成各种开放的胆道外科手术。有人说,现今应以微创外科为主流发展方向,推动外科进入 4.0,甚至 5.0 时代,但是任何一种新外科技术,均需要在发展中不断完善并解决新的技术问题。我在多本专业杂志审阅临床论文和各种研究基金标书的过程中,常常看到双镜甚至三镜联合治疗胆石症的报道和临床研究设计。当然经过一番"追星式"的发展,现今这种临床应用的报道已很少见,热心于多镜联合治疗胆石症的医院也越来越少,为什么呢? 每当一种新的外科治疗方法出现,立刻会引起同行的极大兴趣并在临床引发学习和应用的热潮,但当其疗效并不优于传统方法,甚至治疗费用更高时,这种技术的寿命也就很有限了。这里提到的"三镜"是指胰十二指肠镜、腹腔镜和胆道镜。某天我接到外地医院一个急促的电话,说他院外科有一位胆囊结石继发胆总管结石的患者,计划先行胰十二指肠镜乳头切开,胆总管取石后再行腹腔镜胆囊切除,即双镜联合手术。但在行十二指肠乳头切开取石后,第二天患者并发急性腹痛,CT 提示十二指肠穿孔,腹膜后腔积液积气,故向我咨询如何处理。综合判断此时只能进行再次手术,结果术中发现十二指肠降部周围炎症反应严重但未找到确切的穿孔部位,患者情况危重,之后仅行十二指肠旁腹膜后腔引流结束手术。随后经电话多次联系后获悉,患者术后在十二指肠瘘的基础上并发感染,重度营养不良,入 ICU 行抗感染和积极营养支持救治1月余后病情平稳转至外科病房,令人不安的是患者家属拒绝再次手术切除胆囊而选择了医疗纠纷诉讼,其主要诉求是我来治疗胆囊结石,现在胆囊结石依旧,还经历了两个多月命悬一线的救治,医疗花费巨大。最终法院一审判决医院承担全部责任并赔付患者的治疗开支和精神损失费。实为教训深刻!此案例也说明,为什么现今双镜联合治疗胆囊及胆总管结石不再流行,还有一个重要的原因是当我们行十二指肠乳头切开或球囊扩张取石后,Oddi 括约肌功能均会受到损伤,术后有可能发生不同程度的胆肠反流,在胆肠反流的基础上结石复发也是常见的并发症,这也就是为什么众多胆道外科专家一直强调,要像爱护自己的眼睛一样爱护 Oddi 括约肌。作为一名外科医生,应该坚持认真做好每一例手术,手术的规划应该是从难从严设计,在保证疗效的前提下从简、按计划用自己最熟悉的方法去做!回顾外科发展的历史,我们不难发现,为了达到预想的效果,术者可能把简单的手术设计成复杂的手术,最后证明这些设计并没有达到理想的结果再放弃之前的方案,但这种设计、实施、观察、验证直至放弃的过程常常需要10 余年,甚至更长时间,这会让多少患者付出高昂乃至生命的代价!例如早年行全胃切除后常常采用小肠或结肠代胃重建消化道,为了让失去胃的患者重获新生,外科医生相信这种以肠管经各种缝合修整做出的囊袋可以起到代胃的作用,但随后的观察结果证实,代胃根本不能起到胃的生理作用。道理十分简单,因为这种代胃的神经内分泌功能完全没有,仅仅是一种扩大的肠腔储物袋。在盛行时期,有几十种改良的代胃与食管的重建方式,这在早年的外科手术图谱中均有精心绘制。现在又返璞归真,最常用的全胃切除消化道重建的方法仍是食管空肠 Roux-y 吻合,这种手术技术的历史演变,说明外科手术方式常常是最简单的也许就是最好的,因为越简单的外科手术,其并发症的发生率也越低。现在外科有一种不寻常的观念,认为腹腔镜和机器人手术才是最先进的手术技术。殊不知那些知名的腹腔镜和机器人手术高手都曾经是开放手术经验丰富的专家,是否可以不经过开放手术训练仅进行腹腔镜和机器人手术训练而成为高手?我想近几十年还不太可能,当人工智能进一步发展,也许可以逐步实现这种跨越式发展。因此,肝胆胰外科医生要掌握这些新技术,首先还需要在开放标准手术技术上多下功夫,切不可拔苗助长总想着弯道超车,众所周知,根基不牢的大厦总是经不起风雨的考验。

精益求精,锲而不舍

第三节 肝内胆管结石

肝内胆管结石是一种高度与生活地域相关的疾病,从全球范围来看,该病主要发生在东南亚国家和我国,在我国又常见于生活在山区和丘陵地带的人群。从病因来看,多与饮食、水质和胆道感染有关,患者多来自贫困地区。现今入院治疗的患者有两大变化:一是早年多以合并急性胆管炎或严重的反复发作性胆管炎,甚至化脓性胆管炎的患者为多;二是近年随着整体经济和医疗水平的提高,住院患者常为肝内胆管多发结石而症状轻微,甚至无症状。因为肝内胆管结石可以诱发反复发作的胆管梗阻和炎症,病程长者肝内胆管癌变率较高,所以目前对此类患者应常规检查 CA19-9 再结合 CT 和 MRCP 以帮助术前判断是否发生癌变。由于在 20 世纪 90 年代初我院还无法做 MRCP 和 CA19-9 检查,因此对肝内胆管结石的术前整体评估难以做到准确判断。

我们曾收治一位左外叶和右后叶肝内多发结石患者,经术前准备后为他做了肝左外叶切除,经肝总管取石,T 形管引流手术,术后一周患者出现反复发热,经加强抗生素治疗无好转,CT 和超声复查提示肝右后叶局部结石残留伴脓肿形成,行局部穿刺置管治疗,结果无明显脓液和胆汁引出,此时患者不能进食,全身情况每况愈下。经科室会诊讨论,认为可能是肝内脓肿引流不佳,拟再行手术引流。于术后 5 周再次手术探查,进腹后即发现网膜和腹膜有多个灰白色小结节,右后叶脓肿部位为实性占位,扩创原穿刺引流部位未见脓液流出,局部放置双腔引流管,切除部分肝右后叶灰白色占位组织后关腹。术后患者情况无改善,病理诊断为腺癌,考虑胆管细胞来源。经与患者及其家属反复沟通协商,最后患者放弃治疗。由此推断,患方对我们的诊断延误和两次手术治疗是不满意的。

目前针对肝内胆管结石在手术前均需排查是否已继发癌变,通常以影像学检查和肿瘤标志物 CA19-9 检查最为重要,尤其对病史很长且反复发作胆管炎并有多次胆道手术史的患者更应仔细鉴别,以免误诊!如在肝内胆管结石基础上高度疑有癌变,这一类患者的手术治疗效果往往不佳,甚至比原发性肝内胆管细胞癌还差,手术切除后常常在短期内发生肝内复发。所以临床一旦确诊,应与患者充分交流,慎重选择手术治疗。

肝内胆管结石的外科治疗近 20 年来已有了长足的进步,为彻底清除结石同时切除肝内病变组织,各类共识和指南均主张以联合肝叶切除作为基本术式,这在很大程度上改变了早年肝内胆管结石经肝外胆管切开取石和合并肝内胆管癌变而难以有效治疗的局面。但随着联合肝叶切除的广泛应用,也带来了一些新问题。例如合并胆汁性肝硬化者大多存在凝血功能不良、营养障碍、潜在的胆管感染等,均增加了肝叶切除的风险。上海东方肝胆外科医院回顾分析了数百例联合肝叶切除治疗肝内胆管结石的病例,结果发现双叶肝内胆管结石联合肝叶切除治疗的手术死亡率高达10%,说明这类联合肝叶切除治疗多发肝内胆管结石的手术仍是高风险手术。数年前,我曾应邀赴外院紧急会诊 1 例肝内多发结石术后患者,这是一位中年女性,因肝左外叶和肝右后叶多发肝内胆管结石而行肝左外叶和肝右后叶切除术,术后患者引流出大量淡血性腹腔积液,并出现严重水电解质紊乱和肝功能损害,随即转入一家三甲医院 ICU 治疗,3 天后患者生命体征趋于平稳后转回手术医院继续治疗。现场检查患者神志清楚,回答问题表达切题,腹软无明显压痛,腹部叩诊为鼓音,听诊肠鸣音减弱,肝下引流管引出大量淡红色腹腔积液,下肢轻度水肿。近几日检查发现患者肝功能异常,AST 和 ALT 显著升高,峰值>2 000。当时我首先想到可能为肝动脉损伤所致,遂请超声科急会诊,结果超声检查证实肝动脉血流正常,但门静脉内未见血流信号,这一结果大大出乎我的预料,比我预想的严重多了。我认为可能在切除肝左外叶时切断了门静脉左支,在切除肝右后叶时离断右后叶 Glisson 蒂太靠近右肝蒂主干造成右肝门静脉被离断或被缝扎阻断,此时已是术后 1 周余,肝内门静脉血栓形成,再手术接通门静脉已无可能。面对这样的结果,大家束手无策,心情也十分沉重,理论上唯一的可能是紧急行肝移植术,但无论是合适的供体难以获得,还是患者的经济条件都不允许。经与患者家属反复协商后,患者在 3 天后自动出院,不久死于肝衰竭。从本病例可以看出,术者对肝内胆管多发结石的手术难度预判不足,对肝硬化影响肝门区血管解剖的认识也不足。从解剖特点来看,针对肝良性病变行左外叶切除术时应以肝圆韧带为界,仔细离断其左侧的脉管并完整保留肝圆韧带后切除左外叶,这样可以避免损伤左肝内叶的门静脉分支和胆管,特别是在肝圆韧带右侧以钳夹法断肝时,极易切断门静脉左支而影响左肝内叶血供。同样,当右后叶肝胆管结石反复继发感染时,常常伴有肝内 Glisson 蒂周围局限性纤维化,加之胆管内充满结石,常使肝右后叶和右前叶 Glisson 脉管难以分离解剖,稍不注意观察即可能损伤右前肝蒂,这样的双叶切除就可能带来灭顶之灾!所以当我们在做自己以前没有做过的手术时,需要在术前反复观察影像资料,分析手术要点和难点,做好不同的手术预案,切不可因为自己看过、学习过手术视频就仓促开展。我们治疗的对象是人不是物,任何考虑不周和技术上的失误均可导致手术失败,甚至患者死亡,术前准备再仔细都不为过。目前虽然有很多手术视频可以供大家学习,但这些"作品"都是经过精挑细选或后期处理的,有些获奖作品更是把手术做到了极致。一方面这种先进的教学方法,可以让更多的年轻医生方便地获得身临其境的学习效果;另一方面这种视频也很可能让初学者误以为此类手术并不复杂,多看几遍就可以学会。殊不知你们看到的手术视频,可能是经过多年磨炼,甚至是历经多次失败后才获成功的,但这些经历往往不会在视频中提及。虽然在人工智能高速发展的时代,我们已不再需要师带徒手把手地在手术台上教学演示,通过反复学习手术视频,也能实现提高外科教学的质量,但我始终相信,一位外科医生的成长必须经历多年的亲身体验和磨炼,只有在学习中不断反思与总结,在实践中再思考,同时汲取他人的先进经验和技术才能成长为一名合格的专科医生,总幻想着弯道超车和跨越式进步是不切实际的,对患者来说也是极不负责任的!

第四节　胆总管结石

　　现今多数胆总管结石继发于胆囊结石,诊断并不困难,其临床特点是出现黄疸的同时常伴有胆管炎症状。症状出现的一般规律是腹痛—发热—黄疸。但也有少数患者发病时并无胆管炎症状,仅表现为进行性加重且有波动的无痛性黄疸,此时与壶腹周围肿瘤较难鉴别。

　　近两年我们先后收治了两位本院医生,诊治过程同典型黄疸的鉴别诊断程序。此两例均为中年男性患者,出现无症状黄疸并逐渐加重2周,入院后肝功能化验提示直接胆红素显著升高,尿胆红素(＋),CA19-9显著升高,大便呈陶土样,隐血(－),影像学MRCP均提示胆管下端梗阻伴胆胰管扩张,壶腹周围未见明确占位病变,胆总管内未见明确结石,经数日抗感染治疗黄疸未见下降,也无胆管炎发作。第一例经院内多学科会诊,考虑梗阻性黄疸壶腹周围肿瘤不能排除,建议手术,据术中探查结果酌情行胰头十二指肠切除,经准备后行开放手术探查,术中见胆总管约1.5 cm宽,切开胆总管有胆汁外溢,其色正常,无泥沙,置入胆道镜观察肝内胆管及肝总管正常,胆总管下端见一小结石嵌顿,置入网篮后反复多次取石成功,经乳头向十二指肠内置入导丝顺畅,行T形管引流结束手术。术后我一直惦记该患者的CA19-9指标,担心因发现胆总管结石而漏诊肿瘤,结果术后经历了3个月的时间,CA19-9从术前＞1 000缓慢降至正常,术后T形管造影见肝内外胆管显影正常无结石,胆总管下端通畅,随后拔除 T 形管,随访 3 年无结石复发。第二例是本科主任医师,因连续数日大便呈陶土样,梗阻性黄疸持续加重且无腹痛和发热,这些典型的恶性梗阻症状使他更加心急如焚,经抗感染治疗后黄疸不降反升,CA19-9 仍>1 000。有了前一例的治疗经验,我们认为壶腹周围肿瘤诊断依据不足,故拟定开放手术胆道镜探查和经十二指肠镜逆行胆管造影及必要时经乳头切开取石的两个治疗方案。经协商,患者选择了后一个诊治方案。遂在全麻下行 ERCP 术,插入导管后先行逆行胆管造影,当时即发现一小结石嵌顿在胆总管末端,插入网篮后取出结石再次造影胆管通畅,一次微创取石即解决了问题,明确诊断的同时又避免了开放手术,术后医患双方都很满意。同样,观察 CA19-9 也在术后 2 个月缓慢降至正常。

这两个案例说明,在千变万化的临床症状中,虽然每个疾病都有其规律可循,但规律并非一成不变,有些例外情况并不少见。这两例患者都表现为无痛性进行性黄疸,排陶土样大便,CA19-9 显著升高,MRCP 提示壶腹部梗阻胆胰管扩张,几乎与壶腹周围肿瘤的临床特征完全符合,但因影像学检查均未发现确切的占位性病变而进一步细化了检查,从而避免了误诊误治。这也说明少数胆总管结石发生嵌顿时可能出现 CA19-9 显著升高,切不可不加分析即诊断为胆胰肿瘤,更不能仅凭经验不仔细排查即行胰头十二指肠切除!

胆总管下端结石嵌顿在早年开放手术的年代,手术处理有相当的难度,这是因为手术的目的是取净结石,如果术中取不出结石导致术后需要再次治疗的结果常常是医患双方都难以接受的。当年术中常用的处理方法是用胆道探子反复向下方加压,推动结石,使之坠入十二指肠或切开十二指肠壁,反向以探子经乳头将结石推入胆总管后取出,这种非直视下仅凭手感处理常常十分困难,且有损伤胆总管和十二指肠的风险。当胆道镜常规应用后,现已很少采用这些"原始"的方法了,特别对嵌顿难取的结石,在胆道镜直视下采用钬激光碎石治疗,既方便安全又疗效确切。

早年我们曾遇到一例术后发生严重并发症的死亡病例,现在回想起来仍十分痛心。这是一例外院会诊手术案例,患者因黄疸行胆总管取石手术,术中探查发现胆总管下端结石嵌顿引发梗阻。以多种方法反复取石未成功,由于当地医院无胆道镜,因此术者决定切开十二指肠降部,经十二指肠乳头取出结石。术后并发十二指肠漏,腹腔严重感染,经反复手术引流抗感染治疗无好转,继发消化道出血和梗阻,肝损害逐渐加重呈肝衰竭状态,最终在等待肝移植期间病亡。回顾整个治疗过程,关键的始动因素是十二指肠切开后继发肠漏,在引流不佳和缺乏良好营养支持的状态下,局部感染加速了病情恶化。当时的医疗条件及紧张的医患关系均制约了进一步的治疗。以目前的治疗条件来看,此类胆总管结石已不必手术切开十二指肠取石了,甚至仅采用内镜经乳头切开取石也有望成功,但在很多没有胆道镜的医院目前仍有术者采用切开十二指肠取石的方法。在此需要提醒的是,术中即使无法取出结石,仅置入 T 形管引流即可,术后去专科中心行胆道镜碎石后取石的成功率为 100%。如果由于特殊原因需切开十二指肠处理,则建议在乳头对侧纵行切开,取石后以垂直褥式间断一层缝合切口,再在十二指肠降部外侧置入良好的双腔引流管,术后的营养支持也极为重要。术后肠漏的主要原因不是没有缝好,常常是营养支持不良和局部引流不畅。但愿此类治疗结果不佳的原因能被大家深刻认识,争取以后不再发生。作为术者,应该做到在合适的时间和地点为患者做合适的手术,条件不充分时,退一步可能更安全。必要时可以做有计划的再次手术,这也是外科损伤控制的要点和核心。外科医生在术中常常易犯两个错误:一是想彻底切除肿瘤病灶,在没有做好术前仔细规划时,术中面临诸多问题,手术范围越做越大,最终并未达到根治性切除反而导致手术并发症高发,甚至危及患者生命;二是术者为了面子力争完成手术。其实从本病例来看,无论是当时的设备条件还是技术条件均不足,勉强或采用非常规手段完成可能并不合理的手术,极易导致手术失败或发生严重的并发症。一个成熟的手术团队往往需要 10 余年的磨合、协作和互相学习,在这样成熟的手术团队中,手术助手往往在术中会提出十分重要的建议,作为主刀术者应重视并且听得进下级医生的意见,这些来自旁观者的意见,有时不仅对患者,甚至对术者都是"救命"的。听取下级医生的意见并不有失自己的颜面,反而是智者的优秀品质。与患者的生命相比,术者的颜面微不足道,反而过度自信、刚愎自用,则会害人又害己。

第五节　急性胆囊炎与胆管炎

　　急性胆囊炎的临床特征是右上腹痛伴发热及墨菲征阳性。多数患者为胆囊结石,结合超声检查临床诊断并不困难,一旦确诊则需根据患者全身情况优选手术治疗,随着腹腔镜手术技术的提高,中转手术率已不断下降。

　　10多年前我去外院会诊,偶遇一例急性胆囊炎开放手术后并发腹腔出血的病例。这是一位30多岁的男性患者,体胖,饮酒后次日发病,有胆囊结石史,经评估当晚行开放胆囊切除术,术后第二天腹腔引流管引出血性液体200 mL。患者血压尚正常,但心率增快,达110次/min。我去会诊时已是术后第二天下午,床边检查血压,患者神志清楚,诉口渴,尿量少,查体见腹部隆起,全腹压痛,反跳痛,肠鸣音很弱,在右侧麦氏点穿刺抽出不凝血,需低剂量升压药维持,心率120次/min,建议积极手术探查。当时我正要做一台胆管囊肿的会诊手术,术中再次被紧急召去协助处理,原因是拆开原手术切口后,腹腔内大量积血涌出,患者血压快速下降,术者心急如焚,不知所措。我见患者体胖,肠管肿胀,原右上腹直切口根本无法显露,紧急上台扩大切口,此时涌血更加凶猛,我也大吃一惊,暗自思考是否有大血管损伤,之后冷静地扩大切口,快速以右手控制肝十二指肠韧带并让助手用双吸引器快速吸净患者上腹腔积血和血凝块,显露胆囊三角后发现为胆囊动脉出血,此时因患者血压过低出血速度明显下降,以钳夹结扎胆囊动脉后再仔细检查胆囊床无出血,术中总计清理血凝块和积血近2 000 mL。患者康复出院后申请医学鉴定,最终裁定为医疗事故,医院需向患者赔款,实在是教训惨痛。以往开腹胆囊切除术后并发出血比例较高的原因是采用结扎切断胆囊动脉,肥胖患者由于局部脂肪堆积,组织软而脆,因此显露不佳的深部结扎易发生结扎线松动脱落出血。而腹腔镜胆囊切除采用钛夹和超声刀处理血管就可靠许多,因此,术后并发出血的概率也就小很多。术者面对术后出血时,切不可抱有侥幸心理,一味地输血和应用各种止血药。此病例在手术前后先后输血近2 000 mL,同时应用4种止血药,险些错过最佳再手术止血时机。通常术后并发腹腔出血,最考验术者的决策能力,早年没有介入栓塞技术时只能再手术止血,而临床上一味坚持输血保守治疗最终导致失去再手术止血机会的案例较为常见。这已不是一个单纯的技术问题,面对这种严重的手术并发症,坚持再手术探查原则上"宁左勿右",仅仅对手术后期全身情况不佳者或同时合并腹腔内感染者可能选择血管介入治疗。及时地再手术止血是术者对敬畏生命的担当,举棋不定往往会错失良机,遗憾终生。

以往不少教科书均建议在急性胆囊炎,特别是结石性胆囊炎发病72小时内手术,72小时后因局部炎症加重可能导致分离困难出血较多,此时建议先行抗感染治疗再择期手术。但随着围术期处理和手术技术的进步,目前不再强调发病时间对手术决策的影响,反而先保守治疗可能引起对病情的误判,特别是一些老年人存在局部症状不重的假象,经抗生素治疗可能发展为坏疽性胆囊炎,甚至导致严重的脓毒症而危及生命。

20世纪80年代初,我在实习期间遇到一位70岁高龄的患者,既往有胆囊结石多年,两天前饭后感右上腹痛并渐加剧,遂在单位医院接受针灸和镇痛剂治疗,病情无缓解而来我院诊治。入院后患者右上腹痛伴有肌紧张,体温38℃,自述腹痛稍缓解,因病程已超过72小时,故先行抗生素治疗。1天后患者腹痛加重,经会诊后决定进行急诊手术,术中发现胆囊体部已坏疽,周围炎症严重,故大部切除已坏疽之胆囊,清除结石后返回病房。但术后数日患者仍死于感染性休克和多器官功能衰竭,这也是我至今遇到的唯一一例死于急性坏疽性胆囊炎的患者。究其原因,一方面可能因患者年迈合并症较多,应用镇痛剂掩盖了真实的病情,继发胆囊坏疽后导致全身感染;另一方面是当时的整体救治水平较低,缺乏有效的抗生素与相应的治疗经验,那时还没有超声和 CT 检查,对器官病变程度的判断不准确,多依靠体检和腹腔穿刺来明确诊断,更没有生命监护仪和 ICU。由此可见,将固定的发病时间作为是否手术的决策是不可靠的。现在临床已经不会再因发病时间超过 72 小时而放弃急诊手术治疗,通过 CT 等影像学检查,我们可以在术前很好地评估局部病变程度,只要诊断明确且征得患者同意,随时可行手术治疗,且绝大多数手术可以在腹腔镜下完成。40 多年过去了,外科的治疗水平早已今非昔比,但回顾历史,外科的每一次进步都是艰难且代价巨大的。

急性胆管炎特别是化脓性胆管炎如今已较少见到,但在 20 世纪 80 至 90 年代仍很常见,当时的主要病因是胆总管结石和胆道蛔虫病。1987 至 1988 年,我在做住院总医师期间遇到很多病例,有一些农村患者因当地医疗条件落后,加之交通不便,从发病到省城医院常要数天的时间,少数患者甚至是被人用竹床或肩扛送至医院,那个场面我终生难忘,今天的医生可能无法想象。

急性胆管炎的病理基础是胆总管发生梗阻,继发梗阻性黄疸和胆道感染,病情严重者可合并感染性休克,致病菌多为革兰阴性菌。这种重型的急性胆管炎,当时被称为急性梗阻性化脓性胆管炎,英文缩写为 AOSC。教科书中总结急性胆管炎的临床特征为黄疸、腹痛、发热,又称为夏科氏三联征,这也是各种考试中的常见题目。重型的 AOSC 常出现黄疸、腹痛、发热、神志变化和休克的五联征。一次我院急诊科收治了一位中年农村妇女,她因胆石症在当地医院已做过两次手术,3 天前再次因黄疸、腹痛、高热而急诊入院,入院后体温 39℃,黄疸很重,腹痛、肌卫明显,患者神志淡漠,血压偏低,超声检查发现胆总管多发结石,肝内胆管扩张。当时上级医生查看后认为符合 AOSC 诊断,嘱我要行急诊手术探查胆总管取出结石。当晚急诊手术发现患者上腹部广泛粘连,艰难分离显露胆总管时,患者已因广泛渗血致低血压休克,在快速输血的同时切开胆总管,当即涌出脓性胆汁,抓紧取出结石置入 T 形管后匆忙结束手术,关腹时术野仍有明显而广泛的出汗样渗血,用尽各种方法仍无法有效止血,只好放置引流管后关腹,在缝合皮肤时每个针眼均有泪滴样出血,缝合切口后用腹带加压包扎返回病房。术后当晚,我也是彻夜难眠。第二天早上我随主任查房,见患者切口渗血明显,也没打开腹带,T形管中仅有少量血性胆汁,患者全身情况和神志并无明显好转。但是采用抗感染和补液治疗一天后,患者病情出现了转机,虽然切口仍有渗血,但出血量已明显减少,神志也有好转,休克逐渐纠正。随后在经历了切口感染,黄疸缓解消退,肝功能逐渐好转后,患者最终康复出院。这个病例特别支持了当时外科治疗 AOSC 的主流意见,即一经确诊应尽早手术行胆总管切开减压引流,这种解除病因的外科治疗在当时可能是唯一正确的选择。其理论基础是胆道梗阻致胆道系统高压,继发细菌感染的胆汁反流入血,引发黄疸的同时导致菌血症,甚至脓毒症,一旦胆道开放减压引流出感染的胆汁则可以从源头上解决问题。但是如果患者病程长,感染性休克和电解质紊乱没有很好地纠正就仓促手术则可能是十分危险的选择,所以 AOSC 急诊手术的死亡率在当时还是很高的。当时流行的一句话我至今仍记忆犹新,即"不手术肯定没救,手术还有一线希望"。这种急诊手术的处理方式在当时肯定是对的,也是无奈之举。但在今天 AOSC 急诊手术已不再是唯一正确的选择了,我们可以选择经十二指肠镜乳头切开后置入鼻胆引流导管,也可以在超声或 CT 引导下行经皮经肝胆管穿刺置管引流来解决胆道梗阻和化脓性感染的问题,待患者全身情况特别是感染性休克好转后,再行确定性的胆道手术治疗。这样可使手术风险和死亡率明显下降,但有时在农村或医疗条件不具备时,行急诊手术切开胆总管取石减压仍是唯一正确的选择! 总之,急性胆管炎,特别对于 AOSC 是继发于胆道梗阻后的感染,外科治疗的首要目的是胆道引流,其次是解除梗阻和抗生素治疗。切不可指望强化抗生素治疗能很好地缓解病情而等待好转后再行手术治疗,因为几乎所有的外科感染都需要首先处理原发病方能治愈,前期的抗生素治疗仅仅是为手术做准备,提高手术的安全性。

第六节　胆　管　损　伤

一说到胆管损伤，相信每一位肝胆外科医生都有不同的痛苦回忆，正像我国著名肝胆外科大师黄志强教授所言"胆管损伤是外科医生永远的痛"。一位肝胆外科医生退休后回顾自己的职业生涯，如果能肯定地说我这一辈子没有发生过术中胆管损伤，则是十分了不起的成就。随着近 20 年来腹腔镜胆囊切除技术的不断成熟，单纯胆囊切除术发生胆管损伤的比例已降至0.3％左右。但这仅仅是文献报道的总体水平，不同的医院和不同的医生间差异较大。胆管损伤可分为两类：一类是完全误判而致意外损伤；另一类是术前已推测切除病变的同时很可能会损伤胆管，也可称之为"有备而来"的情况。临床上胆管损伤主要指前一类，且多发生在简单的胆囊切除术中。记得我已故的老师常说，功成名就的外科医生常常因在胆囊切除手术上失手而影响个人声誉，但是如果你始终都以如履薄冰、如临深渊的心态去准备、计划、应对每一例手术，胆管损伤的概率就会降至最低。胆管损伤虽然客观上难免发生，但在技术上还是可防可治的。

胆管损伤根据损伤的范围和部位可以分为多种类型，同时根据是否合并局部感染、窦道形成及肝损害，又有多种临床分型。虽然了解并准确掌握这些分型有助于开展深入的临床研究并指导进一步治疗，但实际工作中常常是"遭遇战"，有时甚至是手术台上的救助，需要快速研判决策进一步的补救手术。20多年前我接到一个同行朋友的电话,说他们科里有一位腹腔镜胆囊切除术后黄疸的患者,术后5天,直接胆红素升高,超声提示肝内胆管稍扩张。当时还没有条件做MRCP检查,依据超声检查确诊为胆管损伤。这也是我第一次去外院会诊胆管损伤患者,患者是位年轻女性,因单纯胆囊结石3天前行腹腔镜胆囊切除。当时患者黄疸较重但全身情况良好,初步判断为胆管横断伤,无胆漏和腹膜炎。由于当时普遍接受的观点是,胆管横断伤无胆漏者宜等待胆管扩张后再手术行胆肠吻合,这样日后不易形成胆肠吻合口狭窄,手术吻合也方便,因此我嘱主管手术医生再观察治疗1周后超声复查以了解胆总管是否扩张依据超声检查结果再决定是否手术。但仅在两天后主刀医生急切来电告知我复查结果显示患者肝功能损害加重,全身情况不佳,他们压力巨大。我十分理解主刀医生的难处,换了谁作为主刀医生都会忧心忡忡,寝食难安。最后经讨论决定次日手术,手术证实为肝总管横断伤,虽然其口径仅为0.8 cm,仍成功施行了胆肠吻合,术后患者康复状况良好。

现今我们对胆管损伤的处理原则也有较大变化,受肝移植正常口径细小胆管端端吻合口长期良好结果的影响,目前认为对胆管横断损伤一经明确诊断即应积极进行手术处理,端端吻合口后期是否会形成狭窄取决于胆管的血供、吻合口的张力、缝合的材料与术者缝合的技术!对同时有胆管电外科损伤者,例如采用超声刀或电刀横断的胆管,其边缘组织有小范围的高频电流损伤,应小范围切除受损的胆管断端,以保证吻合口部胆管组织生机良好。此外,应采用可吸收缝线进行胆肠吻合,部分十分纤细的胆管可能需要术者操作时佩戴手术放大镜才能达到精细缝合的效果,对吻合满意者不需要常规放置吻合口支撑管。特别应注意的是,胆管损伤即时修复术后合并严重胆漏和继发感染的病例,原则上应先行抗生素治疗控制感染后再手术,更常用的方法是先行有效引流待胆漏和感染得到很好地改善和控制后再行确定性胆肠吻合术,即有计划的分次手术治疗。通常这些患者多已进入医疗申诉阶段,前期主刀医生和医院都希望尽快结束诊治。这种心情虽然可以理解,但如果接受患者转诊入院,在治疗上一定要"铁石心肠"坚持原则等待再手术时机成熟,而对再手术时机和手术技术难度的把握,直接影响再手术的成功与否。确保再手术修复成功的关键是术中能很好地显露损伤的胆管,彻底清除其周围的感染或生机不良的组织和受损的胆管断端,做满意的无张力胆肠吻合,并在吻合口低位放置合适的引流管。作为术者要有担当精神,一方面对手术要力求做到精益求精;另一方面也要有思想准备,术后可能会涉及医疗诉讼。为了避免在技术之外引发争议,我们坚持的基本原则是,对上次手术的对错不予评价,只关注眼下的再手术处理,对患者深切关怀,对同行术者及时给予安慰,待再手术胆管修复处理满意后共同总结经验教训。总之,对于胆管损伤的患者,我们要在技术上高度负责,选择好手术时机,将确定性手术做到完美,同时要有助人如助己的胸怀,对患者和主刀医生做好人文关怀。从已有的国内外文献来看,大家的一致意见是,由当时损伤胆管的术者自己再进行修复的手术成功率不高,且术后并发症的发生率很高,特别是术后胆管狭窄的发生率很高,究其原因,可能与手术技术水平和当时术者复杂的心理状态有关。当术中发现胆管意外损伤时,最佳的选择是及时求助于有经验的胆道外科医生。已有的临床研究表明,专科医生修复胆管损伤的成功率远高于当事医生自己修复。这也提醒我们,一旦发生术中胆管意外损伤,一定要把患者的安全和利益放在第一位,切不可只为顾及自己的颜面而遮遮掩掩抱有侥幸心理想大事化小、小事化了,否则可能会导致更为复杂且难以处理的局面出现。胆管损伤这一特别的手术并发症,不但考验医生的技术与决策,同时还考验我们做医生的底线和担当。通常患者及其家属对手术并发症缺乏很好的理解,对医生和医院的信任度较低,医患双方的沟通变得非常困难。尽管如此,如果一直回避问题,不如实汇报手术损伤情况,一味地保守治疗可能会错过最佳手术修复时机而把患者推向更为危险的境地。因此,主管医生应将心比心,以关怀的心态与患方沟通,以取得他们对再手术处理的支持与理解。这种有效的沟通对医患双方都十分必要,可使术者轻装上阵,减轻其心理压力。这也是为何宜请专科医生再手术的重要原因之一,作为"补台"手术医生,如能在再手术前获得患方的理解,术者则能以更好的心态去完成手术。

在平时的工作与生活中,人们常说"只有你想不到,没有你做不到",在外科工作中,偶尔也会出现一些实在想不到,甚至匪夷所思的病例。20多年前,我分管的治疗组收治了一位中年女性患者,影像学检查均提示肝内多发结石,患者常发作胆管炎,MRCP示全肝内胆管几乎充满结石,患者营养不良且有轻度胆汁性肝硬化表现,既往有胆囊切除史,据说是在当地一家小医院接受了开放手术,术中还请了外院医生会诊,手术持续了数小时,术后 1 年余即频发胆管炎症状。经术前准备后我们为她施行了肝总管切开取石 T 形管引流术,术中发现已行胆总管空肠内引流术,我们切开肝总管后见胆肠吻合口无狭窄,肝外胆管内有大量食物残渣和结石,反复冲洗取石后置入 T 形管。患者术后经 T 形管引流出大量浑浊胆汁样液体,每日引流量多达 1 000 mL,且内含食物残渣,夹管后频发高热伴黄疸,住院一个多月经保守治疗无好转。胆道镜检发现患者肝内胆管结石合并脓性胆汁和食物残渣,经科内讨论并与其子反复沟通说明后决定再手术探查。经仔细分离显露原胆肠吻合口和肠肠吻合口,发现上次手术误将近端空肠上提与胆总管吻合,远端空肠在距曲氏韧带大约 20 cm 处与上提近端空肠行端侧吻合,这样肠内容物完全顺行流入胆肠吻合口,也解释了为什么术中和术后在肝内胆管中见到大量食物残渣,以及术后 T 形管引流量很大。经过仔细分离切除原胆肠吻合口和部分空肠,离断原肠肠吻合,上提远端空肠与肝总管重新行胆肠吻合和近远端空肠端侧吻合,即标准的胆肠 Roux-y 吻合,同时术中胆道镜取石满意故未置 T 形管引流。术后患者经历切口感染等并发症后最终康复出院,随诊至术后 5 年患者仅偶有腹痛,无黄疸和发热,超声检查未见肝内胆管结石。这种"外科技术上的失误"极为少见,我们第一次手术时因为"没有想到"全面仔细探查胆肠吻合方式,仅满足于肝内外胆管切开取石和引流,加之那个年代施行胆肠内引流成风,便没有想到非正常的原因。术后总结,估计是胆管损伤,术中又紧急邀请外院医生会诊,整个手术耗时 6 小时,而急会诊上台的医生可能对胆肠 Roux-y 吻合要求并未掌握,仓促之下做了这样一个反向的胆肠吻合手术。有了此例经验教训之后,我们对肝内胆管结石既往有胆囊切除史的患者都会追问上次手术的时间等相关情况,以初步判断患者是否可能发生过胆管损伤。由于长期以来医患关系紧张,因此一旦发生术中胆管损伤,少数医生往往采取私下处理方式后不详告患者及其家属,从而导致日后再次就诊和再次手术时发现术前准备不足处理不当的状况。作为医生,我期待医患关系早日缓和,只有医患双方直面问题互相信任、共同努力,方可获得最佳疗效。

我还经历过一起严重的意外高位胆管损伤致死的案例,患者为中年男性,患乙型肝炎,因发现左肝脏血管瘤而入住一家市立医院。我去该院会诊另一位患者时,主管医生同时提出为该患者会诊,当时已是左肝脏血管瘤切除术后 3 周,患者每天上腹引流出胆汁样液体近 200 mL,经常发作胆管炎,保守治疗效果不佳,初步诊断为左肝外叶血管瘤切除、高位胆管损伤伴胆漏和腹腔内感染,故建议强化抗感染和营养支持治疗,更换腹腔引流管。大约过了半年时间,主管医生告诉我,在一个多月前他们为患者做了胆肠内引流手术,但术后依旧黄疸不降,疑有肝内胆管结石形成。因患者意见很大,经与医院协商转外院又做了一次胆肠吻合口切除重建手术,术后依旧黄疸不退且逐渐出现肝硬化表现。之后又转至省外一家肝胆外科中心再一次行胆肠重新吻合手术,术后病情仍无好转,影像学检查示肝硬化伴门静脉高压形成,无奈只能返回当地医院等待接受肝移植术,最终患者因并发上消化道大出血后病故。此病例是典型的肝切除致高位胆管损伤,术中未及时发现,术后出现胆漏后又继发感染,紧接着 3 次手术处理仍无法解决肝功能损害并出现胆汁性肝硬化的问题。这例不良后果出乎大家的预料,究其原因,可能是首次手术时术中大出血,紧急钳夹控制肝门后以大针丝线缝扎止血,当时这种方法很常用,可能是在危急处理中未能很好地辨别肝门区脉管结构造成意外损伤。

高位胆管损伤千变万化,处理上与肝总管和胆总管损伤大不一样。目前由于影像学技术、手术前规划、手术技术、修复技术和材料都有了长足的进步,通过术前的三维成像可以很好地规划手术方案,了解手术的难点和可能发生意外胆管损伤的部位,术中可以特别关注并及时进行应对处理。肝切除术中一旦发生高位胆管损伤,应切开胆总管,探查损伤的部位和范围,随后再确定修复的方法。必要时应行术中胆管造影,进一步仔细确定损伤情况。高位胆管损伤的修复在技术上要求更高,有时需要联合部分肝切除,如处理技术上有困难,也可以先行胆管内置管引流等临时处理方案,待患者术后恢复后再转至肝胆外科中心进行择期再手术修复。因为不理想的勉强修复会给下次再手术处理带来很多困难,甚至会危及患者生命。有计划的再手术可以为成功的确定性手术打下良好的基础,而抱有侥幸心理试图在技术准备不足时勉强手术常常会招致更大的麻烦。不推荐常规将肝胆管损伤侧肝叶联合一并切除,因为只要技术上可行,高位损伤的胆管常可被修复,肝叶切除和胆肠吻合仅仅是最后的选择。

第七节　胆囊与胆管肿瘤

　　早年因为没有很好的影像检查条件，一旦发现胆囊或胆管肿瘤多已属晚期而无法手术治疗，当时很多患者因黄疸诊断为"外科黄疸"行剖腹探查，术中行快速病理检查方获确诊。我在做主治医师期间几乎没有做过一例胆囊或胆管肿瘤根治性切除的手术，一方面是发现确诊晚，另一方面当时不具备很好的肝切除和肝门淋巴结清扫及血管修复重建技术。所以早年我们对胆囊和胆管肿瘤的认识还仅仅停留在书本上的介绍，临床诊治经验甚少。随着现代影像学技术的飞速发展，目前诊断胆囊和胆管肿瘤已不困难，由于难以获得病灶的活检材料，因此术前很难完成病理诊断。虽然临床上以恶性肿瘤多见，但良性肿瘤也时有发现，故术前的鉴别诊断十分重要。

　　胆囊结石患者如不接受手术治疗，在其自然病程中会并发不同程度的急性胆囊炎，部分患者需住院接受抗感染治疗或急诊手术治疗。大约15年前，我科收治一位近90岁的老年女性患者，患胆囊结石20余年，因高龄且无明显症状而拒绝手术治疗。入院前两天持续右上腹痛伴低热，入院超声检查诊断为胆囊多发结石急性胆囊炎，经抗生素治疗后无明显好转，与家属多次协商最终决定急诊手术，结果术中发现胆囊已发生癌变，肿瘤侵及胆囊体部全层并累及肝床，肝门区见肿大的淋巴结，仅行姑息性胆囊切除,术后患者腹痛稍缓解,进食差。慢慢进入恶病质状态,于术后2月余病故,家属对我们术前没能明确诊断很有意见。我们反思整个诊治过程,提出了针对日后诊疗的改进意见:①对有长期胆囊结石病史,特别是中老年患者,术前应常规行 MRI 和 CA19-9 进一步检查,排除恶变可能。②一旦发现有胆囊占位,必要时应推荐行 PET/CT 检查,特别是无明显发热和莫菲征阴性的患者。目前多名专家建议在临床诊断有胆囊占位时应采用开放手术,不建议试行腹腔镜胆囊切除,因为气腹对胆囊癌的不良影响是可能会促进术后肿瘤复发。但目前周围的同行和专家大都在宣传腹腔镜手术,似乎这才是现代外科的时尚技术,会者便高人一等。其实不然,已有很多同行注意到在技术和设备先进的欧美国家,为何腹腔镜和机器人手术的比例并不高,究其原因可能与他们的传统观念有关,即没有充分数据证实腹腔镜和机器人手术是有效的技术时,这项新技术仅可作为研究型技术。虽然科学家研发了数代先进的腹腔镜和机器人设备,但仍应理智地去使用。当然,他们也不会认为你会做腹腔镜和机器人手术就高人一等,即使在著名的霍普金斯医院胰腺外科,其腹腔镜胰腺手术的比例也仅占30%左右。因此我们在热情地学习新技术的同时,应理智地分析其优缺点,重点观察和研究患者能否从中获益,而不仅仅是让自己学会并掌握一种时尚的新手术技术,一味地追求新技术和新设备的应用很可能会使患者的利益受到损害。正如业界常言:你能为患者做些什么远比你能在患者身上做些什么更重要!

　　胆管肿瘤按解剖部位分为肝内和肝外胆管肿瘤,恶性的以腺癌多见,少数为良性的胆管乳头状瘤。肝外胆管肿瘤常以阻塞性黄疸为首发症状,肝内胆管肿瘤多以意外发现肝内胆管局限性扩张或占位为首要表现,特别是肝内胆管良性肿瘤以局限性肝内胆管扩张更常见。虽然肝内胆管癌与肝脏胆管细胞癌同样来自胆管,但其形态和临床病理特点各有不同,前者几乎生长于胆管内而肝内少见占位病灶或仅有肝内转移灶,后者几乎均表现为如同肝细胞癌的占位病灶,很少有肝内胆管扩张和黄疸,通过影像学检查还是比较容易鉴别的。但当肝门区肿瘤压迫肝外胆管与肝门胆管癌则较难鉴别,两者的肿瘤标志物 CA19-9 都可能升高。在治疗上有所不同的是,肝内胆管细胞癌均表现为大小不等的肝内占位,少有黄疸出现,通常选择联合肝段或肝叶切除即可,而肝门及肝外胆管癌则很少出现肝内占位性病灶,表现为局部病变胆管处狭窄远端肝内胆管扩张,大多数患者伴有不同程度的黄疸。因此,多数学者主张对拟行半肝切除的重度黄疸者,术前宜先行 PTCD 或 ERCP 减黄治疗,以提高手术安全性。胆管癌根据其解剖位置,主要有肝门区胆管癌和肝外胆管(肝总管和胆总管)癌。肝外胆管良性病变则以胆管内乳头状黏液腺瘤较多见。

肝门胆管癌的特点是肿瘤起源于肝门部胆管,常侵犯肝动脉和门静脉,患者常因黄疸就诊,影像学诊断虽不困难,但术前对肿瘤的确切范围和是否侵犯肝门部血管的判断较困难,术前对是否需要切除血管,能否满意吻合连接,以及是否联合半肝切除均很难决策,手术并发症和死亡率也较高,属于肝胆外科难度最高的手术之一。这个手术不仅考验术者的综合判断决策能力和手术技能,对术者的耐心和体力也极具挑战! 相比较而言,肝门胆管癌属于进展较慢的恶性肿瘤,当胆管梗阻解决后患者带瘤生存的时间仍较长,因此在努力达到根治性切除的同时,对晚期患者也不应放弃姑息性外科和内镜介入治疗。一次成功的姑息外科治疗有可能延长患者生命并改善其生存质量。

不久前,我院收治了一位肝门胆管癌手术探查后化疗及胆管支架置入生存 4 年余的患者。患者 4 年前因梗阻性黄疸临床诊断为肝门胆管癌而行手术探查,术中切除胆囊和肝门淋巴结,经活检证实为淋巴癌转移,因肿瘤侵犯肝动脉和门静脉而放弃根治切除,术后行奥沙利铂加替吉奥化疗 6 次。本次入院 3 个月前,经 ERCP 行胆道内支架植入,近期有轻度黄疸伴发热。入院后经影像学和 ERCP、三维成像评估,确诊为肝门胆管癌,未见肝脏与远端转移,肿瘤侵及肝动脉与门静脉分叉部,左半肝萎缩。经反复与家属沟通和仔细术前评估,认为此患者病情进展缓慢,化疗有效,无肝外转移。推荐手术方案为:①肝移植;②联合左半肝和血管切除重建;③姑息性切除,胆肠内引流。结果术中探查发现肝内无转移,肿瘤位于肝门部胆管分叉部向左延伸,肝左叶部分萎缩、质硬,肿瘤包绕侵犯肝动脉和门静脉分叉部,门静脉和肝动脉右支入肝处可分离。行左半肝离断,肝右前、右后和右侧尾叶之扩张胆管,仔细分离右肝动脉和门静脉右支,先切除左半肝和左侧尾叶,进一步分离肝动脉和门静脉主干,分别切除受累支血管分叉部和部分主干,长度约 3 cm,分别与主干吻合肝右动脉和门静脉右支,但吻合口张力大,血流不畅。术中患者生命体征平稳,但术后第 3 天发生急性肝衰竭,主要表现为大量腹腔积液和转氨酶升高,随后患者自动出院。总结此病例手术失败的教训大致有以下几点:①对血管重建的困难评估不足,门静脉重建不满意的原因是切除长度大,吻合后的张力过大使血流受阻。肝动脉部分切除吻合后血流量小的原因也是吻合口张力过大。②每例可切除的门静脉长度不一,当局部肿瘤侵犯面大,对有手术史或局部放疗史者应注意不可切除过长血管,否则吻合张力过大,会阻碍血液流通,只能应用人工血管桥接。③回顾此病例,如果不切除受累血管,仅切除左肝及尾叶,相对姑息性地切除部分血管旁肿瘤,即动脉外膜剥除,随后再行右肝管空肠吻合,或许可以避免术后肝衰竭这一严重并发症从而延长患者生存期限。我们一直以来受根治切除肿瘤为第一目标的影响,在外科决策时一味追求彻底切除,有时可能并不明智,当技术和局部条件不佳时很可能会使结果事与愿违。虽然扩大半肝联合尾叶切除已是肝门胆管癌标准的根治术式,而且患者术后 5 年生存率可望达到 50%。由于手术创伤大、技术要求高,对患者的手术耐受性要求也高,因此术后不同程度的肝衰竭发生率在具有顶尖治疗水平的日本名古屋大学也高达 40%,但其手术死亡率仍低于 10%。这些均提示这种手术虽然可使患者获得较高的长期生存率,但手术风险仍很大。通常左半肝联合尾叶切除、血管重建及胆肠内引流术的手术时间多在 8 小时,决定完成此手术的前提是术中准确判断可以获得 R0 切除,剩余肝体积充足,如需同时联合受累门静脉和肝动脉切除重建,血管切除后可以满意吻合重建,经术中评估,这三项要求同时满足方可作出联合肝叶切除的决策。

可以说,肝门胆管癌根治术是肝胆外科最具挑战性和最困难的手术。回想起来,我是在 50 岁左右才掌握了这一手术技术,因为术者在技术上必须完全具备半肝切除、尾叶切除、肝门解剖、门静脉和肝动脉部分切除再吻合的能力。当 MRCP 技术广泛应用后,临床上诊断肝门胆管癌也快捷很多,从第一次完成肝门胆管癌根治术以来,我先后完成了 100 多台此类手术。回想起来,虽然手术很艰难、很辛苦,但完成之后还是很有成就感的。在学习和掌握这一高难度手术的过程中,经过不断与高手们交流、请教和反思,我逐渐形成了自己的手术风格和诊治原则。早年我院刚刚创建肝胆外科不久,连续收治了几例肝门胆管癌患者,当时仍主张做肝门区分离高位切断肝胆管的局部切除,因为当时大家总认为联合半肝切除对深度黄疸患者是极度危险的,故相当长一段时间我们都是做这种扩大的局部切除。现在看来这种操作是不规范的,且很可能仅达到 R1 切除,这也是我们学习此类手术的起步阶段。记得在数月内我们先后为两位患者做了肝门及肝外胆管广泛切除,肝十二指肠韧带廓清,一例切除了肝固有动脉,另一例切除了右肝动脉,均因肿瘤累及动脉,切除后无法重建吻合。由于当时对晚期肝癌患者有人主张采取结扎肝动脉进行治疗,因此我们便认为术中结扎切断肝动脉应该没有什么问题,当时也有不少病例报道联合肝动脉切除不重建并不增加手术死亡率。这两例患者术后正如我们所愿,肝功能恢复良好,无严重手术并发症最终顺利出院。但是 3 个月后其中一例因反复高热而再入院,CT 检查发现肝内多发小脓肿,局部穿刺抽出少许脓液,培养检查出金黄色葡萄球菌(简称"金葡菌"),经积极抗感染治疗一度好转,但在术后近一年时仍因反复发生肝内多发小脓肿继发脓毒症而病亡。另一例切除右肝动脉未重建者出院后一个月因胆漏再入院,经积极的保守治疗维持较低流量的胆漏后带管出院,半年后死于肿瘤复发。经历了这些病例,我们反复查阅文献,特别是重点学习了日本名古屋大学的相关临床研究。现在我们已将联合肝动脉切除后无法重建列为肝门胆管癌根治性切除的手术禁忌证,除非联合半肝切除,而保留侧肝动脉可能完好保存或部分切除后可满意吻合重建,为此我们还想尝试行个别学者报道的方法,即联合肝固有动脉切除后,将肝固有动脉近心端与门静脉行端侧吻合,也称为门静脉动脉化,据说可以减少肝动脉切除的并发症。但我们最终还是放弃了这个想法,原因是咨询了很多肝胆外科中心的专家,他们大多不主张这样做。此外,很长一段时间均未再见到类似技术临床应用成功的报告,从血流动力学来看,门静脉动脉化可致严重的门静脉高压,后续的不良反应不可预测。从外科发展经验来看,任何一项创新的技术,如果它本身在治疗上较传统方法不具备更多的优点,或者在技术可行性上存在争议,那只能是昙花一现,不会被同行认可和接受。事实也说明,采用门静脉动脉化来弥补肝动脉切除不重建并不能改变肝动脉切除的最终不良结果。当术中意外切断肝固有动脉而又无法重建时,这种方法作为技术上的补救可能是一种选择。从我们经历过的经验教训来看,肝门胆管癌手术治疗时应注意:①如计划联合肝叶或部分血管切除,术前重度黄疸者应进行常规减黄治疗。②联合血管切除的前提是可达 R0 切除,门静脉切除吻合技术上易行,而动脉切除吻合是技术难点,需充分评估后慎行。③对局部晚期者,估计动脉切除后重建困难时,可采用精细的受累动脉外膜剥离肿瘤的技术进行处理。④受累门静脉部分楔形切除后不宜直接缝合,因直接缝合极易造成血管成角而导致血流不畅,主张横断修整后行对端吻合。

肝门胆管癌根治术是一个技术难度大、耗费时间长,考验体力和外科决策能力的手术,术者不但需要技术全面,还要有足够的耐心和体力,以及过人的智慧。由于肝门胆管癌发展较慢,因此一旦手术彻底清除肿瘤,多数患者可获得较好的长期生存。这也是很多同行愿意不惜时间和体力,努力将此手术做到极致的原因之一。努力了、付出了、患者康复了,这才是我们的初心和目标!

胆管良性肿瘤常常在体检时被意外发现,特别是肝胆管良性肿瘤,在超声检查时仅发现局限性肝内胆管扩张,而较小的瘤体不易被发现,所以,局限性肝内胆管扩张,在排除胆管结石后以肿瘤为多见。10 多年前的一次院内体检,我的一位老师拿着超声报告找我,检查提示左肝内胆管扩张,再行 MRCP 检查同样见左肝内胆管全程扩张,肝内未见占位病变,无黄疸,肝肾功能和 CA19-9 均正常,再行超声复查,发现可疑左肝管内小肿瘤。谨慎起见,经反复与超声和磁共振专家沟通后,一致认为左肝管肿瘤不能排除,应该手术治疗。随后择期行左半肝切除,术中解剖标本仅见肝内胆管全程扩张,未见胆管内肿瘤,随即解剖肝门,切开肝门板,沿着离断左肝管向汇合部切开,追寻发现管腔内肿瘤后予以切除,术中快速病理确诊为胆管腺瘤。这个案例提示术者在术中如在切除标本中未能发现"目标病灶",即应该使用各种术中检查手段进一步定位后切除病灶。其实,如在术中先行超声定位病灶后再确定切线,这种被迫实施的"二次切除"是完全可以避免的。究其发生的原因有二:一是术中缺少所需设备进行相应的检查;二是术者虽有一定的经验,但仅根据二维图像得出三维判断并在确定切线时出了差错。极少数术者会在完成切除后坚持自己的判断而在术中不再行进一步排查。这是触及我们的执业底线的行为,也是不可宽恕的错误,虽然这些错误回顾分析起来常常令人匪夷所思,但也是切切实实地发生在我们身边。例如切除结肠肿瘤时术中未行细致全程地检查肠道,遗漏了另一处结肠肿瘤,即多原发结肠癌;梗阻性黄疸患者取出胆总管结石术后 T 形管不能夹闭,进一步检查发现合并胆管下端肿瘤。2022 年我还遇到一例印象深刻的肝癌病例,门诊就诊时患者告诉我 4 个月前他在某大医院因肝癌做了腹腔镜右肝部分切除,近期随访复查发现肿瘤局部复发要求进一步治疗。我仔细查阅该患者上次术前、术后和近期的肝脏 CT 检查报告,发现肿瘤位置没变,但体积增大。我心中一惊,莫非是上次手术没有完全切除肿瘤? 在与患者交流后我将其收住入院,嘱主管医师抓紧进行术前检查评估,并告知患者我将为其行再手术治疗。其间,我通过与上次手术组沟通,了解到上次腹腔镜手术顺利结束,术后下级医生解剖标本,并未发现明确的肿瘤,术后主刀医生也未进一步追究。目前肿瘤已从 3 cm 增至 4 cm 多。随后,我为患者实行了部分右半肝切除,术后康复顺利,病理报告为原发性肝癌。3 个月后复查肝功能和肿瘤指标均正常。面对患者的感谢,我心里十分不安,我深知是我们外科医生的过错导致了此次再手术治疗。术后我对他的恢复也特别关注,并定期为他复查,确定后续治疗方案,期望预后能使医患双方都满意。对于这样的技术失误,我们常常归结为外科医生的"学习曲线"。虽然腹腔镜肝切除近年十分流行,特别是中青年医生对这项新技术非常感兴趣,学习积极性高涨,但是任何一种外科新技术都存在其缺点,如能扬长避短方可使患者获益最大化。目前腹腔镜技术存在的不足主要表现在视野虽然已达高清,甚至 4K 的超高清显示,但十分局限,更主要的是没有良好的直接触觉,无法做到术中双合诊的体验。所以对术前和术中没有很好定位的肝内小肿瘤,可能会因术者经验不足而被遗漏,此病例实为教训深刻。

由此可见,腹腔镜肝切除术中应常规应用超声再定位后确定断肝切面,也有助于判断肝内脉管特别是肝静脉和门蒂的位置。切不可过度自信或为了节省手术时间,省略术中超声检查与定位。这个浅显的道理说得容易,做到不易,这也与一个学科管理要求、工作传统及技术要求息息相关。完成肿瘤切除手术后,解剖标本应做好相应的标记,虽说这是术者完成手术后的"规定动作",但现实情况让人很无奈,能做到的医生少之又少,如何教育中青年主刀医生守住这条底线仍任重道远。由此我想起两件令我印象深刻的事情。30多年前腹腔镜初步应用于临床,当时的微创效果引起了业界的震动和追捧,但一段时间之后大家发现技术并发症在初期并不少见,甚至一度出现行腹腔镜胆囊切除因严重意外并发症而导致患者死亡的案例增加,专业人士遂将其归于学习腹腔镜技术初始阶段的"学习曲线"问题。为此当时有一位美国记者撰写了一篇相关的分析文章发表在《纽约时报》上,其核心主题是当医生在学习新技术时不能让患者付出代价,医生必须在反复学习,很好地掌握新技术之后方可为患者实施手术。虽然这种来自第三方的评价似乎是在为患者说话,认为医生对医学新技术发展的认识不够客观和全面,但细细品读这篇发表于1992年的评述,作为一名外科医生仍十分感慨。回想我所遇到的很多腹腔镜外科手术意外损伤病例,多与术者经验不足、过度自信、操作不规范及心存侥幸有关。每每想到这些病例,我的心情就十分沉重,同时也暗下决心要善待这些患者,全心全意地为他们做好手术,但这仍不能弥补我内心对患者的亏欠,这也是我以文字将这些经历记录下来,期望以此教育年轻医生们的动力所在。

结合近些年各种高级腹腔镜和外科机器人手术的广泛应用和发展,不久前,受北京协和医院肝脏外科主任毛一雷教授之邀,我为他发表的SCI期刊写了一篇题为《人工智能时代传统外科的地位》的评述。其中一个主要观点就是期望外科医生在不断学习掌握手术新技术时,要循序渐进,不能损害患者的利益,一切以患者为中心,不忘初心,不要总是说在嘴上,而应该记在心中,要以慈悲和敬畏之心去对待每一位患者的信任。

另一件让我记忆深刻的事情发生在1989年,当时我公派赴联邦德国汉诺威医学院进修学习。一天,我参观完一台胃癌根治切除手术后,发现主刀教授仍在台下仔细解剖切除下来的胃的标本,身旁还有多个贴有明显数字标号的标本瓶。原来他是在台下按解剖分组分别取出淋巴结放入标号瓶中送检,其认真程度让我印象深刻,那也是我第一次在国外看到知名教授术后亲自解剖标本并分别切取各组清扫淋巴结分装入瓶后送检。回想起来自己真是汗颜,在国内这些都是实习医生的和住院医生的工作,能做到什么样也无人过问,这也能看出我们的医学教育和临床研究与欧美先进国家的差距。这种差距在近百年的医学教育发展中逐渐形成,今天我们国家的医学类院校的硬件虽已不断改善,但这种人文方面的软实力差距并未缩小,这也从根本上制约了我们临床研究水平的提高。在新技术高速发展的今天,人工智能虽然可以不断创造奇迹,但作为一名优秀的外科医生,不仅要运用各种新技术把手术做得更好,还要在做好临床研究的基础上为人师表,培养更优秀的年轻医生,仍是任重道远。

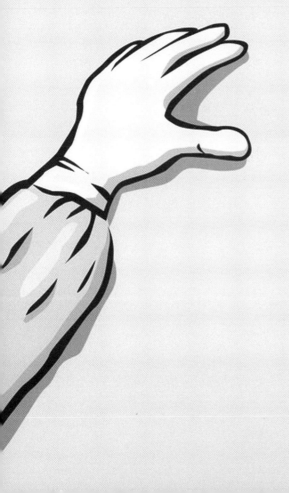
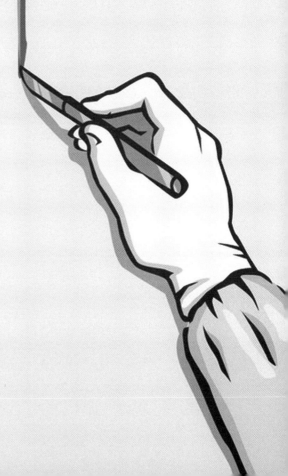

PART

13

胰 腺 疾 病

第一节　急慢性胰腺炎

从解剖学来看,胰腺是半腹膜后实体器官,具有重要的内分泌和外分泌功能,围绕这个单一器官,不少大型医院成立了胰腺外科专科和中心。我的挚友和学长、南京医科大学附属医院胰腺外科中心创始人苗毅教授常说:"胰腺外科有两个'魔鬼',一个是胰腺炎,另一个是胰腺癌。"为何这样说呢?因为前者外科救治死亡率很高,而后者外科治疗的远期生存率很低。这"一高一低"也指明了当今胰腺外科的困境和需要努力的方向。

近百年来,急性胰腺炎的外科治疗走过一条十分曲折的道路。一路走来,我们经历过不少失败和挫折,也在失败中不断反思和总结。随着临床研究的不断深入,我们对急性胰腺炎发病的病理生理有了较深入的认识,随之不断改进救治的策略和方法,使急性重症胰腺炎的救治成功率不断提高。尽管如此,急性重症胰腺炎仍然是目前病死率最高的外科良性疾病。在高水平诊治中心的病死率仍在 $10\%\sim15\%$。我依稀记得,在我做住院医师的第一年(1983 年),就对急性胰腺炎产生了不少疑问:既然是急性炎症,为何少有细菌感染?与其他急腹症的鉴别诊断为何如此之难?为什么有的患者手术后病情发展更重?这些问题促使我尝试着去查找文献,寻求答案。当时我们医院有一个很小的图书馆,是一个临床教室改建的,面积仅百余平方米,初次踏入时觉得还挺神秘,在馆内阅读文献的多是老教授,大

精益求精,锲而不舍
———名外科医生的临床手记

146

家都安静地翻阅并摘录着,空气中散发着油墨的香味直到现在仍令我十分怀念。由于我是年轻住院医师,仅凭阅读证是不允许把期刊借出阅读的,当时还没有复印机,因此只能带着字典利用闲暇时间去阅读影印版的英文文献,并摘录在卡片上。当时的英文期刊均为现已消失多年的"影印本",说白了就是官方出版的英文专业期刊的复印本,这在当年也不涉及版权,但出版发行时间则延迟不少,像 *Ann Surg*、*Arch Surg* 和 *S. G. O.* 这些外科专业杂志都要比国外发行迟半年以上才能看到,这些落后的学习方法虽然在现今高速发展的信息时代早已淘汰,但在我们亲身经历的这代人心中仍然是很难割舍的。如今那个令我难忘且心存敬意的旧图书馆,早已在医院大建设中不复存在,但当时在那小小空间里安静阅读文献的那种带有一丝神圣的学习的感觉依然在我心中难以忘却,这也让我有那么一丝自豪:我也努力学习过! 记得当时我在阅读摘抄了 30 余篇英文文献后,又经历数月满怀激情地撰写与修改,最后写出了《急性胰腺炎诊断进展》和《急性胰腺炎治疗进展》两篇综述,先后发表在安徽医学院学报上,也是我做住院医师期间发表的综述,拙稿见刊后我的喜悦之情难以言表,甚至胜过完成一台新学习的手术。现在想想就是一篇历史文献总结,水平很一般,但也算是职业生涯中的"处女作"吧。正因为早年这两篇综述和日后近 40 年中不断遇到的病例,使我对这一疾病的诊治变革始终保持高度关注。如果我将遇到的救治困难和死亡的病例一并反思总结,那可能会占据很大篇幅,故在此只能将不同年代的几个记忆深刻的案例,回顾、反思、总结一下。

1986 年我初任普外科住院总医师,当时急性胰腺炎被分为水肿性、出血性和坏死性 3 种类型。少数病情进展快速的极重患者又称为暴发性胰腺炎。该病主要依据血尿淀粉酶和腹腔穿刺明确诊断,超声诊断相对较为困难,由于当时尚无医保制度,因此 CT 因检查价格昂贵未作为一线检查项目。因为急性胰腺炎被列为外科急腹症,加之多数患者有腹痛和腹膜炎表现,即腹部压痛、肌卫和反跳痛,故主张急诊手术治疗,标准手术方法是现今已完全弃用的胰包膜分离松解,胰床广泛放置引流,切开胆总管放置 T 形管,同时行胃和空肠造瘘。这种"三造瘘"是当年外科治疗急性胰腺炎的标准操作,也是在那个年代我学会了胃造瘘和营养性空肠造瘘的手术方法。一天我在做常规手术时,接到病房通知,我院一位外科医生患急性胰腺炎入住我科。经查血尿淀粉酶和腹部超声均提示急性胰腺炎,腹穿抽出淡黄色腹腔积液且淀粉酶含量很高,经上级医生会诊认为应行急诊手术。手术探查术中吸出约 3 000 mL 淡黄色腹腔积液,发现胰腺水肿但无明显坏死,肝脏呈明显硬化表现,随行胆管 T 形管引流,空肠置入营养管造瘘、腹腔引流,术后患者病情逐渐加重,3 周后出现肝肾衰竭而去世。现在回顾来看,当时患者可能是在肝硬化腹水的基础上,并发了急性单纯性胰腺炎,现今属轻型,治疗的原则应针对肝硬化腹水的同时对症处理轻型胰腺炎而不必手术探查行胆管和腹腔引流。这种治疗观念的转变发生在 20 世纪 90 年代末,基于众多的临床研究结果,更为明智的选择是对轻型急性胰腺炎采取积极的保守治疗,而非手术探查和引流! 因为现已公认,轻型急性胰腺炎是一种非感染性的自限性胰腺炎症,绝大多数是可以自愈的。

　　另一个令我印象极为深刻的病例是一位因急性腹痛保守治疗近 5 天无好转而急诊入院的中年女性患者,入院后经一系列检查和腹穿后诊断为急性出血性胰腺炎。当天下午即紧急手术探查,术中吸去腹腔暗红色血性积液,探查胰腺发现全胰几乎呈黑色,胰体尾部坏死严重,我也是第一次遇到这种情况,在手术台上立即向科主任汇报并提出是否可以切除已经广泛坏死发黑的胰体尾,经过术中讨论,主任同意切除已大部坏死的胰体尾,这也是我第一次接触到这样的病例,此前并没有独立做过胰体尾切除术,心里既兴奋又担心是否能顺利完成。好在有主任的现场指导,加之患者发病时间短且局部无感染,分离胰体尾的过程还算顺利。切断胰颈后发现胰体的后 1/3 仍有血供,像当时部分文献描述的那样,影像学诊断的胰腺坏死常常仍有少部分中央部腺体组织是有生机的,但由于大部分腺体组织已坏死发黑,因此手术出血很少,也未伤及脾血管。术后我每天怀着忐忑不安的心情去查看患者,担心会发生胰漏或继发感染出血等严重并发症,结果至拆线患者一直康复良好,10 天后即出院,这个结果是大家都没有想到的。也正是这个病例,使我想到在急性胰腺炎外科治疗的历史中,早期限于外科学家对该病的认识有限,一度有人主张施行全胰切除来治疗急性胰腺炎,后来因极高的手术死亡率该法被弃用。很长一段时间我都在思考这个问题,在急性胰腺炎发生坏死的病程中可能有一个阶段表现为无菌的"干性"坏死,此时可能正是切除病变的好时机,但是急性重症胰腺炎发病的病理生理过程已经明了，每个个体病程及病情变化差异很大。此后，外科治疗急性胰腺炎的指南意见不断修正，均不支持采用胰腺切除治疗急性胰腺炎，我也就没有机会去证实坏死胰腺切除在急性重症胰腺炎早期外科治疗的作用和地位了，这例在急性坏死性胰腺炎发病早期实行胰体尾切除的个案还是值得我们深思的。

目前大家都认同的急性重症胰腺炎的发病过程为：急性无菌性炎症始发—不同范围的腺体组织坏死渗出—继发细菌感染—并发器官功能不全和胰周包裹性感染性坏死—全身感染脓毒症，继发局部侵蚀性出血等严重并发症。这一过程被公认为不可或难以通过早期治疗而阻断。从我们这例早年遇到的病例来看，当胰腺炎早期发生广泛或界限明显的坏死时常无细菌侵入，即无菌性坏死，但随着病情进展，坏死组织迟早都会继发细菌感染。那么，在短暂的无菌坏死期即行胰腺部分切除术可否获得更好的治疗效果，缩短住院时间呢？希望将来能见到此类临床研究的结果。可以肯定的是，这种无菌坏死发生在发病较早期（2～3周），而目前的诊治指南均不建议在此期手术，同时因此期患者多在 ICU 接受救治或处于相对稳定的状态，如果外科医生不遵循诊治指南而行手术治疗似乎有些冒险。此处也仅是个别案例，给大家留下一些可以思考问题的空间而已。

回想 20 世纪 80 年代初我写的两篇文献综述，《急性胰腺炎诊断进展》和《急性胰腺炎治疗进展》，当时我通过阅读最原始的影印版外科期刊文献了解到什么是随机对照临床研究，也惊讶地发现当时教科书中介绍的方法和我们临床用的一些常规诊治方法已被证实是错误的。例如当时研究发现，在急性腮腺炎时血淀粉酶也明显升高，更准确地诊断急性胰腺炎的方法是检测胰淀粉酶（同工酶）和脂肪酶；对急性胰腺炎患者行胃肠减压和注射阿托品是不能改变治疗结果的；意外地发现抗肿瘤药物胸苷酸合成酶抑制剂（5-Fu）可以缓解病情；对肾功能损害患者采用的腹膜透析治疗也能用于治疗急性胰腺炎，等等。这种知识的更新让我初尝阅读临床研究文献带来的快乐，一方面可以了解最新的研究更新并正视传统诊治观念，另一方面也体会到临床观察和针对性研究的重要性。在现今大数据时代，5G 信息技术已使我们能与国际同步，了解最新的研究成果，及时更新治疗理念。但几十年前刚有复印机时，我的老师就反复提醒我们，你把好文献复印带回家而不去研读它就等于没学！今天也一样，如果你整天忙于手术或空闲时玩游戏消遣，而不去带着问题学习相关的文献，那一样会大大落后于现今的临床诊疗水平。

前不久我还听说某市立医院的医生为一位重症胰腺炎患者做了胃造瘘和胰腺包膜切开多管引流的手术，这说明《急性胰腺炎诊治指南》虽已出版多年，且已经过多次修改，而我们的一线医生还是没有很好地学习、理解和掌握，仍在沿用现已基本废用的外科治疗方法。目前强调的医学生临床技能"规培"和"专培"也表明医生是一个需要终身学习的职业，要不断发现问题，再带着问题去学习、研究方能成就优秀和卓越，发现问题是进步的前提。

目前对急性重症胰腺炎的研究仍存在一些令人深思的问题。自从10年前荷兰多中心的研究结果发表于《新英格兰医学杂志》，提示对急性重症胰腺炎宜在发病2～4周对包裹性胰周坏死施行引流术，且经严格的RCT研究证实，梯增式的微创置管引流相对传统的开放手术引流更具优势。这个研究也确定了近年对急性重症胰腺炎的外科治疗原则，即延期实行以微创为主的胰周坏死灶引流。但在实践中又出现了一些具体问题，例如在延期保守治疗过程中，一味追求经皮穿刺置管引流，而这种细管引流效果不佳，有时甚至无法找到良好的穿刺置管路径，或在引流效果不好、病情反复时没有及时进行手术引流，导致错过或丧失了最佳救治手术时机。所以，回顾来看，一味强调延迟干预和微创引流均是不可取的。任何疾病的诊治指南均是通过严格的临床研究和真实世界的经验总结而制定的，针对个体病例仅可将其视为诊治纲领，在具体诊治细节过程中既要做到"活学活用"和精准处理，还需要在十分全面地仔细分析病情之后制订个体化处理方案。这是一个收集信息、分析发展趋势、做出治疗方案的完整过程，从经济学角度来看，很像分析一个股票的近期发展趋势，收集到的信息越多越全面，各角度分析得越深入方能把握好最佳治疗时机，从而使患者最大化获益。

有一年正月大雪后，我们外科ICU接连收治两位外地转来的急性重症胰腺炎患者，均是大体重中青年男性患者，饮酒是共同的发病诱因。那位中年男性转入时已并发呼吸衰竭，经呼吸机支持和全身治疗后病情逐渐稳定,全身情况明显好转,我去查房时已停用呼吸机,患者神志清楚,自述感觉好多了。因该患者发病还不足 4 周且病情稳定,故决定暂不行胰周包裹坏死引流,准备在强化肠内营养后择期行穿刺引流,或当病情加重变化后即刻引流。经几日保守治疗该患者病情进一步好转,故继续观察而未行引流,这时距发病已近 4 周,肠内营养支持顺利,我们也松了一口气,打算再好转些或有明显发热感染症状时再置管引流。突然一天晚上我接到值班医生的电话,说患者出现失血性休克,超声提示胰周坏死腔内出血,因患者很快进入休克状态,只好在积极地抗休克治疗的同时请介入科会诊。经快速输血后行介入治疗,但经腹腔干造影并未发现活动性出血,返回病房观察治疗,经大量输血止血治疗休克仍无好转,此时多数外科医生不主张也不愿意行开腹手术,因为一旦开腹引流极可能导致无法止血而发生术中死亡。急性重症胰腺炎坏死感染并发出血常常是炎症和胰酶侵蚀至肠系膜静脉、脾静脉和胰周静脉所致,因血管壁薄且结构受损,采用直接缝合止血极为困难,故不少外科医生主张发现出血部位后应用纱垫填压止血,但这种方法仅是不得已而为之,后果仍是凶多吉少。面对这样一位病情凶险的患者,我们采用继续保守治疗的方法,希望坏死腔内出血增多压力上升后使出血暂停,但事与愿违,患者是腹膜后腔出血,其坏死和腔隙范围广泛,出血快且量很大,致使患者最终因多器官功能衰竭而死亡。回顾诊治过程我的心情十分沉重,此病例的焦点问题是当患者病情一度稳定好转时,是否应该尽早行胰周包裹坏死的有效引流从而降低感染合并大出血的概率?作为一名决策医生,面对急性重症胰腺炎患者时常面临许多技术上和心理上的问题,这些问题也一直困扰外科治疗决策,虽然此病例若及时引流是否可以避免出血已无正确答案,但如果做了也就不后悔了。而为什么没做呢,就是因为病情一度稳定趋好。现今多数外科医生接受的观点是,距发病时间越久,局部坏死包裹的界线更清楚,引流效果可能越好,风险也越小。虽然现在没有一个标准和临床综合评分系统可以作为外科引流的决策依据,但总体来看,对病程已在 2 周以上、胰周坏死范围较大、边界清楚且并发过多器官功能衰竭的患者,还是应该择期及时引流,一味坚持保守治疗,推迟外科引流并不可取。这时外科治疗决策虽然困难,但对救治来说是极为重要的!想做出这样正确而及时的决策不仅要求医生对各种指南和该病的临床研究有着深入的了解,更依赖于对患者体征、各项检测指标和影像学的连续分析观察,甚至个人的直觉。通常越是有很多不确定和未知的问题就越值得研究,有关这个外科决策的问题,也有很多临床研究在进行,正因为手术时机有众多的影响因素和不确定性,使之成为急性重症胰腺炎外科个体化治疗的核心问题。现今推崇的多学科会诊也许是一个减轻决策医生心理负担的选择,集体智慧或许可以解决外科难题。

有关采用何种方法施行胰周坏死感染灶清除和引流也是近年讨论的焦点,多数临床研究主张首选微创引流,具体的方法包括:CT 定位经腹穿刺置管,经皮肾镜经腹膜后入路置管,经胃镜胃后壁切开置管或扩张支架置入等。这些微创方法治疗的安全性优势明显,但也存在不少问题,如可能难以获得良好的微创入路(因为肠管和其他器官阻挡),置入引流管太细、引流不畅,可能需要多次反复多次换管,等等。虽然这些方法在技术上可行但并非可以在每家医院无障碍开展。从医疗经济学角度来看,这些特殊的穿刺导管和支架套装价格不菲,治疗费用远高于常规的手术引流。那我们外科治疗的地位和作用在哪呢? 当年学习外科总论时特别强调,对于腹腔脓肿必须行外科手术引流,手术要点是经最短捷的入路放入最通畅的低位引流管。之所以微创引流优于开放手术,主要还是以往常规开放引流的手术创伤太大。但是现今的影像学技术已能为外科医生在术前做到对需要引流的部位进行精准,甚至是三维的定位,在定位后可经腹部和腰部小切口直接分离进入胰周坏死积液腔,清除大部分坏死组织,冲洗吸引坏死腔后置入三腔灌洗引流管。这种经小切口开放手术引流,可以很好地减少传统手术造成的创伤,同时获得比微创方法更好更通畅的引流效果,既降低了治疗费用又缩短了住院时间,这也是近年我一直期望做好的一个临床研究,相信通过在实践中不断改进,有望为急性重症胰腺炎外科治疗提供一个"价廉效好"的方法。

总之,针对重症胰腺炎目前的治疗原则十分明确,即在早期以器官功能支持、控制全身炎症反应和营养支持为主,度过全身炎症期进入坏死感染期时则以及时有效引流、针对性抗感染和器官功能与营养支持为目标,到了感染后期,可能出现胰周和胰外的迁徙脓肿,则仍以外科局部引流为主,而这时的治疗成功率已经很高了。

　　慢性胰腺炎需要外科治疗的常见原因包括发生癌变,局部形成炎性肿块压迫胆管导致梗阻性黄疸,以及形成胰管梗阻、结石和出现严重的腹背疼痛。10 多年前,我院收治了一位外地转入的患者,其主要症状是持续性上腹背部疼痛,近几周伴有轻度黄疸,影像学检查提示胰头部见一约 3 cm大的肿块,边界不清,胰头部、钩突和体尾主胰管内多发结石,CA19-9 轻度升高。因未行局部穿刺病理检查,癌变证据不足,诊断为胰头肿块型、慢性胰腺炎、胰管多发结石,经准备后规划行体尾部主胰管切开取石,胰管空肠侧侧吻合术。设计此手术方式是因为临床癌变证据不足,若行胰头十二指肠切除,可能无法取出体尾部胰管结石,如再扩大切开主胰管取石可招致胰肠吻合困难,同时担心联合胰十二指肠切除的术式对良性病变可能创伤太大,且术后易发生胰漏等严重并发症。如果仅行胰体尾部主胰管切开取石,胰管空肠吻合则可部分解除结石所致的胰管内高压,术后通畅引流后腹痛和轻度黄疸或可缓解,胰头部炎症得到控制,故术中切开胰体尾部主胰管取出大量白色珊瑚样结石,胰头部主胰管反复取石后行主胰管空肠横行宽大侧侧 Roux-y 吻合。术中未行胰头部组织活检,后因取石受限,钩突部和胰体尾少量结石未能取出。术后患者恢复良好,腹痛部分缓解,未发生胰漏,CA19-9 逐步下降,患者最终按期出院。但两个月后,患者再次因进食差伴黄疸加重和腹痛入院。检查发现 CA19-9 再度显著升高,肝外胆管扩张,胰头部肿块较前稍增大。胰头与钩突部见多个结石影,患者重度营养不良。经积极地支持对症治疗,诊断为胰头部慢性胰腺炎伴恶变,胰头部胰管结石,建议再次行胰头十二指肠切除,经与家属反复沟通获其同意后选择手术,术中发现胰周大量静脉曲张,胰源性门静脉高压明显。病变侵及门静脉和肠系膜上静脉,分离时出血多,显露胆总管十分困难,术中经协商后放弃原手术方案仅行空肠营养性造瘘。术后患者全身情况无改善,逐渐出现十二指肠梗阻和胆道下端梗阻,胰头部肿块更加明确,CA19-9持续升高,大约半年后 CT 示肝内多发占位,诊断为转移瘤,此时 CA19-9已>1 000 kU/L,临床诊断为胰腺癌肝脏多发转移、胰管结石慢性胰腺炎,患者最终死于多器官功能衰竭。这个案例的诊治过程提示我们,对确诊慢性胰腺炎伴胰管内多发结石的患者,如病程较长且 CA19-9 升高,应仔细排查有无发生癌变。如计划进行胰管切开取石胰肠内引流术,术中应行多点胰腺细针穿刺活检,一旦已有癌变则应行胰头十二指肠或胰体尾切除术。本例术中未做活检实属遗憾,但最终病情发展仍可临床确诊为胰腺癌。从病情发展来看,患者入院初检 CA19-9 为 70 kU/L 左右,10 个月内近两次手术后即上升至 1 000 kU/L 以上。这是一个癌症进展的过程还是手术促进了癌变?如果有可能重新设计,当然这也是外科医生职业中最大的奢望,我们可以在首次手术时即行胰头十二指肠切除,同时清除胰体尾部结石,以达到根治和清石的双重目的。但因为当时并没有胰头部癌变的直接与间接证据,导致我们没有应用超声内镜、PET/CT 等方法进一步排查,而选择了一种相对安全的常规手术,现在看来是无效的治疗,这个病例如在欧美国家则可能会选择全胰切除的治疗方法。

肿块性慢性胰腺炎在临床上时有发现,肿块位于胰头部时也可引起梗阻性黄疸,但并非像肿瘤那样呈进行性加重。诊断明确时,欧美专家多主张行胰头十二指肠切除,而我国的治疗相对保守。由于良性病变而施行此类大手术,一旦出现严重并发症或导致患者死亡很可能引发医疗纠纷,因此只有高度怀疑恶变时方建议患者行胰头十二指肠切除。有些专家主张施行保留十二指肠的胰头部分或完全切除,即各种改良式的"贝格手术"。从临床研究的文献报道来看,这类改良手术达到了精准和微创的目的,但其并发症,特别是严重并发症的发生率并不低于胰头十二指肠切除术。当然,若手术成功,患者的生活质量可获改善。因为主胰管与胆总管多在胰头内汇合后开口于十二指肠,且十二指肠的主要血供来自十二指肠上、下动脉形成的血管弓,因此保留十二指肠的胰头切除,仅适合解剖经验十分丰富的外科医生对局部条件良好的患者施行,否则常常事与愿违。曾有个案报道,术后并发胆漏、胰漏和十二指肠坏死,为处理这些严重并发症而需多次反复手术,事后术者后悔莫及。还是那句行话:"你最熟悉的术式和技术也许就是最好的。"切不可为了学习这些复杂的新术式,而在没有掌握其要领时急于求成。

胰管结石常与慢性胰腺炎伴发,由于健康体检日益受到民众重视,不少胰管结石患者仅在常规体检时发现。与胆管结石不同,患者多数没有明显的临床症状,常常因为慢性胰腺炎可能继发恶变而建议患者手术治疗。我时常在反思这个问题,这种临床无症状或症状轻微的胰管结石需要手术吗？如合并慢性胰腺炎,那做手术取出结石行胰肠吻合后能够消除症状同时又预防癌变吗？至少目前尚无确切的答案,不过取出胰管结石,行胰管空肠侧侧吻合肯定可以缓解胰管梗阻引发的疼痛。但对于术前已长期使用强烈镇痛剂的患者则作用有限,因为这些患者可能已对阿片类药物产生耐药性,所以术前应仔细辨别！我的观点相对保守,对症状轻而胰管结石未必可以完全取净,或需要行胰头十二指肠切除方可解决问题的患者,还是以密切观察保守治疗为好,不必急于手术治疗。目前临床对于全胰管充满型结石,没有癌变证据或明显症状时即建议行全胰切除,仍存在较大争议。国外的专家共识或诊治指南与我国国情多有不符,作为外科医生向患者提出手术建议时应详细说明手术利弊,同时充分了解并尊重患者的意愿,切不可因自己能做或希望做此手术而积极动员患者手术,甚至为此夸大手术疗效。对于疗效不确定的复杂手术更应尊重患者自己的选择,这也是一个严肃的医学伦理问题。

慢性胰腺炎有一种特别的类型,目前被称为自身免疫性胰腺炎,又被称为IgG4相关胰腺炎。大约在2010年,我科收治了一位外地转入的胰腺占位患者,影像学检查提示,胰体肿瘤约3 cm×2 cm大小,累及脾血管,CA19-9正常,经与患者家属沟通拟行胰体尾切除。术中病理组织发现病变位于胰体近颈部,向心性收缩,累及脾动静脉和腹腔干,分离十分困难,术中病理组织活检提示见异形细胞未见肿瘤细胞,经与家属沟通后放弃手术。术后病理提示自身免疫性胰腺炎可能,随即检测IgG4升高,应用激素治疗后完全缓解,术前的腹痛症状消失。患者康复出院后向院方申诉外科误诊,经反复沟通和协商,最终为其免去部分费用后达成谅解。这是我们第一次接触自身免疫性胰腺炎即发生了误诊,尽管这种少见的"肿块型"胰腺炎临床上常与肿瘤难以鉴别,但我们在诊治过程中仍存在不少失误。正是因为遇上此病例才促使我们对此病进行了一次全面的总结与学习,为日后提高警惕避免误诊打下了良好基础,也算吃一堑,长一智！

自身免疫性胰腺炎通常在临床上有慢性胰腺炎的表现,例如不规则腹痛和腹泻,影像学检查常发现全胰呈腊肠样肿大,少数表现为局部肿块,多数患者血清IgG4升高,而CA19-9正常,此时PET/CT鉴别诊断的作用有限。在医疗条件良好的治疗中心,经CT引导或超声内镜引导局部穿刺活检更有助于明确诊断。当临床高度怀疑为自身免疫性胰腺炎时，可采用激素试验性方法治疗，多在治疗两周后起效。经历此例误诊之后，我们会更加关注自身免疫性器官病变。目前临床有关此类研究的文献日益增多，与我们专业相关的有自身免疫性肝炎、慢性肝衰竭和自身免疫性肝内外胆管炎，这些病变又称为 IgG4 相关的自身免疫器官损害，在胆道病变中也很容易被误诊为胆道肿瘤。因此，在肝胆胰外科实践中，对诊断恶性病变有怀疑时即应检查 IgG4，同时进行必要的穿刺病理检查以排除自身免疫性器官病变，避免因误诊而进行手术治疗。

第二节　胰　腺　肿　瘤

　　胰腺肿瘤多数为恶性,但因近年来体检已普及,意外发现的胰腺良性肿瘤日渐增多。虽然近 30 年来胰腺外科在治疗技术上已有长足的进步,但遗憾的是外科治疗胰腺癌结果并无显著改善。与其他器官的实体肿瘤相比,胰腺癌的生物学特性有所不同,该肿瘤对化疗、放疗、靶向治疗及最新的免疫治疗几乎"刀枪不入",仅极少数患者可以获得较好的疗效。从每年发表的研究论文来看,针对胰腺癌的研究较为细致、全面,部分基础研究的发现令人鼓舞,但进入临床研究后结果大多不尽人意,正因为治疗十分困难,所以胰腺肿瘤的临床研究举步维艰,为此国内外学者仍在不懈努力。国内影响力最大的国家自然科学基金,每年投入的用于胰腺肿瘤相关基础研究的资金在外科学中可能是最多的。从一个外科医生的经历来看,目前尚无准确的检查手段在早期诊断出更多的小胰腺癌,而进展期胰腺癌中不少已属局部晚期且多合并有血管侵犯。这些年胰腺外科的技术进步主要表现在两个方面:一是分离解剖技术和设备不断改进,联合受侵的肠系膜上静脉、门静脉部分切除重建,已成为了较常规的技术,试行联合肠系膜上动脉切除重建及联合腹腔干切除均不断有成功案例的报道,这些高难手术的应用提高了进展期胰腺癌的根治性切除率。但由于胰腺癌侵袭性极强,我们外科学上的 R0 切除实际常常仅是肿瘤学上的 R1 切除,这是导致术后肿瘤早期复发的主要原因之一。目前来看,外科手术在技术上能提高的空间已十分有限了。另一方面,外科学进步得益于外科设备的不断更新,目前在胰腺外科十分盛行的微创技术是腹腔镜和手术机器人。这两种技术在胰腺癌切除术中的应用已得到了广泛的认可,特别是手术机器人,因其操作灵活、视野放大和清晰等优势备受临床欢迎。虽然这些微创技术尤其受中青年专科医生的喜爱,但在发展应用的过程中仍然出现了一些问题。由于胰腺肿瘤常采用胰头十二指肠切除和胰体尾切除来治疗,而这两种手术均属技术难度较大的四类手术,因此需要主任医师主刀施行,但实际情况是不少热衷于新技术的中年专科医生还仅仅是副主任医师,通常主刀完成的同类手术例数不多,经验并不十分丰富。国外则对这类高难新手术技术的应用监管较严,多数专业学会要求需在经验丰富且完成年度手术例数较多的医院方可施行,通常要求每年行胰头十二指肠切除术 20 例以上,多数较大的中心医院则要在 50 例/年以上。我国人口众多,国内知名三甲省级医院每年完成胰头十二指肠切除术都在 100 例以上,最多的几家医院更是在 500 例/年以上。虽然手术病例很多,但受多种原因影响,针对胰腺癌施行腹腔镜和机器人手术切除的比例并不高,仅在几家大型医院可为 20%～80%。关键问题是经微创切除胰腺癌的远期疗效并没有改善,且早期应用时手术并发症多,为常说的"学习曲线"所致。每位术者对新技术的理解和掌握速度不同也使"学习曲线"长短不一,患者对"学习曲线"往往不能很好地理解,甚至有媒体发表观点,认为医生在学习新技术时不应以患者生命为代价,其实医患双方的观点都有道理。曾经一位院长心情沉重地告诉我,他们医院的外科主任工作热情且十分敬业,刚刚晋升为主任医师,经院外学习和交流后决定开展腹腔镜胰头十二指肠切除。在此之前,他们医院以往开展此手术不足 10 例/年,经过准备先后施行了 2 例腹腔镜胰头十二指肠切除术,手术时间均超过 10 个小时。手术后 2 例患者均死于胰漏和腹腔内感染出血,教训十分惨痛,院部随即决定暂停此手术。此事件虽然不是发生在我院,但我听到之后仍痛心不已。作为一名外科医生愧对患者的信任,特别是当我们原本可以满意地完成手术但因个人技术问题而致手术失败时,我的内心十分煎熬,但事已至此,任何自责和后悔都是徒劳。这也让我警醒并促使我在科内立下规矩,严控腹腔镜胰头十二指肠切除的手术适应证,主刀医生必须完成此开放手术 50 例以上,个人每年完成超过 10 例,且必须专门进修学习过高级胆胰腹腔镜手术技术。我本人则在签署大手术报告时严格把关,故我们团队完成的腹腔镜胰头十二指肠切除手术例数仍不多,至今仍未发生严重并发症和手术死亡病例。为此,我们组织了很多次专题学习,我也多次受邀在相关学术大会上做了关于"开腹和微创胰头十二指肠切除"的报告。之所以受邀并非是我们团队微创手术做得好,而是我们持续研读了欧美许多临床相关文献,能够较为客观地、一分为二地看待腹腔镜胰头十二指肠切除这一新技术。时至今日,通过前期较多的前瞻性随机对照临床研究,结论性意见为:与开放胰头十二指肠切除相比,微创手术的主要获益表现在术后近期患者因腹壁创伤小疼痛轻,下床活动早,平均住院时间缩短。但多个研究表明,手术并发症的发生率和死亡率并无显著差异,术后远期生存是否更具优势仍不确定,已有的少数研究表明微创手术的术后生存与开放手术相比也无显著差异。既然这样,为何还有众多专科医生在努力学习施行微创(腹腔镜和机器人)胰头十二指肠切除术呢?我反复思考仍难理解,目前国外采用传统开放手术仍为主流。一次在学术会议上,我有幸与日本名古屋大学外科主任就此问题进行交谈。他的观点是,如有证据证明微创手术较开放手术疗效更佳才应该推广应用,否则有什么理由放弃自己已经掌握并熟练应用的技术呢?外科医生对学习新技术的渴望固然是一种优秀的品格,不断推陈出新的新型手术设备也不断改进了手术技术,但临床研究已表明新技术并没有提高疗效,那为何还能大行其道?不可否认厂商不断推出的新型腹腔镜和机器人在视觉和触觉方面完全颠覆了传统外科理念,对于已很好掌握这些技术的专家来说,"尝新"是一种嗜好并可使术者享受到使用新设备带来的成就感,甚至是手术乐趣。有位胰腺外科知名专家打趣地问:手术机器人是外科医生的工具还是玩具?现在看来这是一个无解的问题,因为手术设备的发展,无论从技术上还是商业利益上来看,都是无法阻挡的。站在外科医生的立场上,不断研发的新设备可以为外科治疗研发新技术带来创新发展的新空间。此外,微创手术收费高于开放手术,更是一剂兴奋剂,助推了微创外科手术设备和技术的发展。这种现象让我联想到国际上冷战时期的军备竞赛,虽然不能等同,但还是有一些相似之处。细思极恐,这种技术装备的竞争势必导致手术成本的不断上升。从医疗经济学角度来看,这种高成本而不能改善远期疗效的治疗就是一种浪费! 这种观念可能在现在是难以被接受的,但愿日后远期疗效观察结果出来可以改变目前各大医院竞相引进昂贵的腹腔镜和手术机器人的现状。腹腔镜和机器人胰头十二指肠切除术,应该说对操作经验丰富的胰腺外科医生而言,这两种设备对有选择的患者可以起到如虎添翼的效果,手术可以做得更漂亮,术中出血可以更少,术后康复可以更快。但是对于局部进展期的胰腺癌患者,特别是需要联合血管切除的患者可能就不太适合了。近期我时常观看一些专家的手术视频,术中应用腹腔镜完成联合部分门静脉切除后重建或人造血管植入重建,技术上堪称完美。因此,有些专家认为腹腔镜胰头十二指肠切除是微创胰腺外科的"珠穆朗玛峰"。我对这个比喻很认可,既然视为"珠峰",也就意味着仅有极少数经多年训练且经验丰富的优秀运动员才可能登顶,而在"珠峰"登顶之路上,仍有不少未实现登顶之梦却长眠雪山之巅的勇士。我们可以期待的是,作为一位优秀的胰腺外科医生,虽然通过规范的训练和学习可以很好地掌握这一手术技术,但不应鼓励大家都来尝试,避免让患者付出生命的代价! 这也是为什么在日本和欧美国家目前对施行微创胰头十二指肠切除的主刀医生要进行特别审核并确定相应手术适应证的原因。

　　长期以来,很多肿瘤专科医生都将进展期恶性肿瘤归为全身性疾病。我的理解是,恶性肿瘤一旦进入进展期或局部晚期,外科切除的彻底性极其有限,真正能达到 R0 切除的很少,这也是局部晚期术后肿瘤复发率高的重要原因。但几十年来外科医生苦苦追求的就是局部解剖学上的完整切除肿瘤,为达此目的付出自己的精力和体力,努力把手术做到极致。难怪有人说,当一位外科医生经历千辛万苦为患者切除了肿瘤之后,那一刻他会感觉自己是世界上最幸福的人。这种成就感我们每位外科医生都渴望体验,这也是促使我们去挑战更大、更难、更高风险手术的原动力! 是一种不可或缺的"职业兴奋剂"。然而对于胰腺癌这个顽疾,各种高新技术的治疗效果常常事与愿违。早年我看到外科大家的手术切除肿瘤广泛清扫的照片,那一根根血管纵横交错,每根都剥得干干净净,局部组织清扫得十分彻底,心想这才是"顶级手术",我虽然也以他们为榜样努力做到极致,但通过经验和病例的积累与回顾,我发现对于进展期胰腺癌,这种彻底清扫手术的治疗作用十分有限,特别是当肿瘤已侵犯腹腔干或肠系膜上动脉时,外科手术技术上的努力多是徒劳无益的,只是动脉鞘的剥离和受累动脉切除重建促进了外科技术的发展。不可否认,在某种程度上切除肿瘤也给了患者带来了一些安慰和希望,但严格地从疗效和患者生活质量来看可能还不如保守治疗,在没有可信的随机对照研究结果之前,还是会有一批又一批的专科医生在努力完成这类高难度和高风险的手术。这也许就是外科学发展的必由之路。近年来,分子靶向和免疫治疗的药物给胰腺癌的治疗带来一缕曙光,可以预料,未来对胰腺癌的治疗一定是手术与药物系统治疗的结合,如同篮球比赛,上半场是外科主场,下半场则要依靠内科完赛了。

现实中如何避免对胰腺癌的过度外科治疗也是个难题,作为外科医生,最无法面对的结果就是"手术成功了,患者死亡了"。数年前我接到一个外院会诊电话,患者是一位著名的老中医,医院十分重视,因持续腰背痛行影像学检查,结果发现胰腺钩突部占位,侵及门静脉和肠系膜上静脉,与动脉界限不清。我的意见是根治性切除可能性小,加之患者年事已高合并的基础病较多,故建议行化疗。但患者坚持首选外科切除,遂去上海一知名专科医院接受了手术。据说手术进行了十几个小时,术中血管外科协助完成了联合动静脉切除重建,然而患者术后恢复并不顺利,先在 ICU 纠正休克,后又继发胰漏和腹腔深部感染,一直在 ICU 救治,最后病情加重,只得返回本院继续在 ICU 治疗至最终,术后生存不足两个月且质量很差。另一位我院的医生在体检时发现胰腺占位,同时肝内见数个小占位,疑为转移,结合 CA19-9 很高,临床诊断为胰腺癌肝转移。其子女从国外赶回来协商后的一致意见是选择手术治疗。为此,我反复与他们沟通告知其手术的利与弊,特别说明了在没有梗阻性黄疸和消化道梗阻时,外科治疗对已有肝转移的胰腺癌患者的疗效十分有限,还可能因严重手术并发症而降低生活质量。经与家属反复沟通协商,最后选择了常规化疗,治疗后患者总生存时间一年半,其间他本人生活质量良好,与家人度过了一段从容面且珍贵的时光,避免了大手术带来的痛苦和不可预见的风险。

至今我仍常常想起这两个"一左一右"的病例,虽然目前我们还不可能精确地评估胰腺癌外科治疗的预后,但对每个患者我们还是可以精细地评估其生理与病理基本状态,在综合评价后提出治疗建议和意见,切不可因患者要求,而自己又有技术就施行激进的外科治疗,特别在当下,临床强调对恶性肿瘤实行新辅助治疗和转化治疗。一般而言,对交界可切除的胰腺癌如果经药物转化治疗有效,一方面治疗后可使手术难度下降,另一方面提示此类患者手术后远期预后可能较好,值得努力争取做到R0切除,这一原则也适用于原发性肝细胞癌和胃肠癌肝转移。说白了,新辅助治疗和转化治疗为外科医生在术前提供了一次选择的机会,使那些原本治疗效果不好的患者避免了不必要的手术创伤。总之,时至今日,虽然切除胰腺癌的手术技术已发展至极致水平,但整体外科治疗的预后并无明显改善。从长远来看,改善胰腺癌的治疗效果还取决于如何能早期发现并及时行R0切除,同时在术后进行更有效的药物系统性治疗。

胰腺的良性肿瘤以往很少被发现,但随着超声、CT和MRI检查的普及,每年健康体检的人群不断扩大,故近年来胰腺良性肿瘤患者的门诊就诊数量明显增多,为此相关的诊治指南也在不断更新。常见的胰腺良性肿瘤包括黏液性和浆液性囊腺瘤、分级较低的神经内分泌肿瘤和部分实性假乳头状瘤,其中部分分级高的神经内分泌肿瘤被视为恶性,而部分实性假乳头状瘤被视为交界性肿瘤,术后可能再复发,因为教科书中对此类肿瘤描述极少,故对这些疾病的诊断治疗也都是在操作中学习,在学习中操作,不断学习实践,才渐渐明确了诊疗原则。

记得在20世纪80年代后期,我任住院总医师期间收治了一位经胃大部切除后溃疡复发的患者。他在入院前已因胃溃疡先后两次行胃部分切除术,此次再次因胃溃疡复发伴上消化道出血入院。当时科内讨论认为此病例很可能是胃泌素瘤,又称卓-艾综合征,是一种因胰腺内分泌瘤细胞大量分泌胃泌素导致胃酸过多后反复发作胃溃疡。限于当时抑酸药物十分有限且疗效不佳,多数患者只能接受手术治疗,当时还没有MRI和高分辨CT,超声检查并没有发现胰腺肿瘤,故只能采用唯一的外科治疗术式,即完全切除胃泌素的靶器官——残胃。因系再手术且为残胃全切除术,这在当时是少见的四类手术,故两位主任亲自上台,我做第三助手。当时没有电刀等任何电外科器械,手工机械分离时出血渗血较多,终于将残胃分离后切除。在开始行空肠吻合时,发现肠管血运很差呈灰白色,急测发现患者血压极低,已处于休克状态。紧急扩容抗休克并呼叫科室主任、院长指导,最终患者未能复苏死于术中。事后分析可能是术中麻醉意外诱发心脏停搏,因当时没有生命监护仪,术中仅靠血压计和听诊器手工监测患者生命体征,故难以判断问题究竟出在哪里。现场气氛骤然凝重,院长面色难看,这也是我第一次遇到的术中死亡病例。因为我是住院总医师,所以必须由我出面与家属沟通。我仔细向患者家属说明了此次手术的难度,科室主任们的重视,以及积极的抢救经过,最终取得了家属的理解,我的内心十分愧疚,也真心感谢他们在如此悲痛的时刻能给予理解。这样的案例在今天的医疗诊治过程中可能已不会再发生,我每次想起,总是会感谢患者对我们的信任。如果该手术发生在今天,我们可以借助高分辨影像设备进行检查,发现原发于胰腺的肿瘤病灶并加以精准切除,也就不需要行残胃全切除了。

记得在 20 世纪 90 年代初,当时我已是副主任医师分管一个治疗组,收治了一位从市精神病院转来的患者。这是一位中年男性,因反复发作精神症状,胡言乱语后昏迷不醒而被送至精神病院接受治疗。期间经检查发现该患者发病时血糖很低,有时甚至测不出,随后行超声检查发现胰头部有占位。入院后多次复查其晨间血糖均很低,待患者进食后症状即刻缓解。我经查阅文献方知这是典型的 Whipple 三联征:周期发作性昏迷伴精神症状,发作时血糖<2.8 mmol/L,口服或静注葡萄糖即缓解。其病因是胰岛细胞肿瘤,当时又称胰岛素瘤、β 细胞瘤。明确病因后又做了胰腺 CT 检查,但我当时阅片经验不足,只看到报告和片子显示胰头部有一约 2.5 cm大小的肿瘤,由于我曾经做过几例胰岛素瘤切除手术,心想术中在胰腺表面找寻这种常常为粉红色的瘤体应该并不困难,因此信心满满地上台手术了。结果在整个胰腺表面都找不到肿瘤,随即切开胰上下被膜小心游离后双合诊仍未发现肿瘤,情急之下只得求助于超声科做术中超声检查,这也是我科第一次做胰腺术中超声,经反复摸索调整超声探头后发现肿瘤位于胰头部背侧且边界十分清楚。随即做了 Kocher 切口从十二指肠降部后方向左完全游离胰头,将胰头向左侧翻起后即见位于胰头背侧的紫红色肿瘤,当时术中计划行局部完整切除肿瘤,紧贴肿瘤完整仔细分离切除后未

见主胰管和胆总管,局部放置引流管后结束手术。术中测血糖即恢复正常,提示完整切除肿瘤,心中暗自窃喜也舒了口气。术后患者血糖平稳,低血糖症状未再发作,外科治疗显效后我的成就感油然而生。但是好景不长,术后第 3 天查房时发现患者巩膜黄染,当时我判断有可能术中损伤了胆总管胰腺段而未发现,顿时心神不宁,马上请科主任查看患者,会诊意见为不急于再手术,观察数日。当时没有内镜治疗设备和条件,如发生胆道损伤只能再手术治疗。观察两天后患者病情更加严重,出现严重腹痛,血尿淀粉酶明显升高,腹腔引流量增加,复查 CT 诊断为急性胰腺炎。结合术中广泛全程游离胰上下缘,完全游离胰头颈部又行胰头背侧肿瘤切除,诊断是手术创伤性急性胰腺炎,随即采用当时常用的各种对症治疗方法,患者全身情况基本趋于稳定,但随后胰周坏死合并感染,切口部裂开。夏日炎炎,病房中仅有一个吊扇,我怀着忐忑不安和愧疚的心情,每天为患者换药两三次,同时经胃管营养支持,经过近两个月的冲洗换药、切口二次缝合后患者最终康复出院。这两个月对我来说是一段十分煎熬的时光,身体和心理均受到极大考验。反思整个手术和术后经过,术前诊断虽有延误但还是准确的,只是术前肿瘤定位不准,对手术规划不细致,现在看来如果术中先行超声定位就可以避免术中盲目分离探查胰腺,酌情准备行胰头十二指肠切除。这也提示我们,为寻找肿瘤盲目地广泛分离胰腺探查很可能引发创伤性急性胰腺炎。准备在胰头部做部分切除时,一定要辨清肿瘤与胆总管及主胰管的关系,避免造成不必要的损伤。术中切开胆总管置入探杆可有助于避免损伤胰腺段胆管,术毕放置 T 形管引流又可以做到围术期胆道减压,有效地减少胆漏的发生。好在经历"九死一生"的患者最终顺利康复出院,无低血糖和精神症状再发作,恢复了正常的工作和生活。有了这样的结果,作为医生,当时吃的苦再多、心里承受的压力再大也就不算什么了。这也是我做的第一例胰头部良性肿瘤完整局部切除,随后也就没再做了,这是因为多数胰头部良性肿瘤均因瘤体过大而选择做胰头十二指肠切除了。

回忆这个几十年前的病例,我心中仍十分感慨,整个治疗过程先是纠正了延误诊断,后又顺利完整切除了肿瘤,最终达到彻底纠正低血糖休克发作的治疗目的。术后出现了少见的严重并发症,特别是早期不排除胆道损伤,后期出现胰腺部分坏死合并感染,患者一度处于病危状态,在没有任何处理经验的情况下,我们团队顶住了外界和内心的压力,坚持不放弃,不断调整换药、引流和支持治疗方案,最终"柳暗花明又一村"患者康复出院,感谢患者及家属的信任和理解,感恩老师的指点和帮助,虽不知患者现在如何,但还是为他祈福!

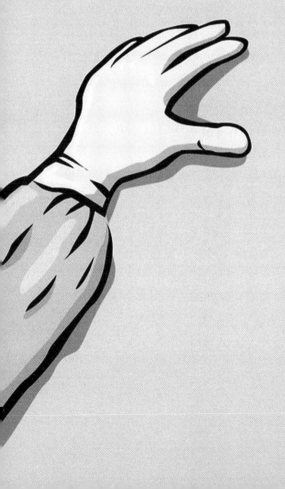
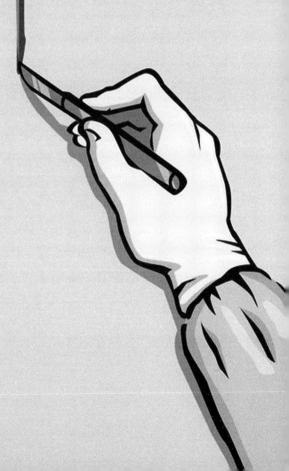

PART

14

第十四章

脾 脏 疾 病

原发性脾脏疾病很少,临床上常见的是继发性脾大脾功能亢进(简称"脾亢"),常见的原发性疾病是各种原因引起的肝硬化,主要包括乙型和丙型病毒性肝炎、肝硬化和多种血液病及血吸虫病肝硬化。针对脾大脾亢的患者,教科书中的手术切脾指征十分明确,但在实际工作中,偶有病因不明手术时机难以确定的情况。

　　约在2005年,我们收治了一位巨脾的中年女性患者,自诉已有几十年病史,早年是我父亲为其诊断,认为病因不明,故未行手术治疗。几十年后我接诊此患者,发现其脾脏巨大,下极完全进入盆腔,患者贫血严重,因脾脏逐渐增大,腹胀严重影响了她的正常生活。虽然该患者没有肝硬化,但脾大脾亢诊断明确,加之脾大下极已达盆腔且贫血严重,我决定为其切除特别巨大的脾脏,术前的骨髓检查报告因抽取组织很少故没能做出诊断。行常规术前准备后我为她施行了巨脾切除术,手术顺利,切除脾脏重约5 kg,术中行脾血回输近1 500 mL。术后患者康复顺利,1周后出院。因第一次骨髓检查没出结果,故手术前一天再次行骨髓检查,结果经会诊诊断为骨髓纤维化。这种少见的血液病我是第一次遇到,随即查阅文献请教血液科专家,才认识到这种骨髓慢性疾病导致造血功能障碍后会使髓外的肝脏和脾脏造血功能增强,进而导致肝脾增大。这让我大吃一惊,从理论上讲可能不应该切除因代偿性髓外造血的肿大脾脏,由于临床相关文献报道很少,因此我也无法确定在此情况下切除了脾脏会发生什么,以及贫血是否会继续加重。之后我怀着十分不安的心情通知患者回来复查,结果经过数月的观察,我担心的事情并未发生。患者贫血状态稍有改善,去除了特大的脾脏后她的生活质量也有所改善,也算是幸运。后来我向血液科专家请教,了解到在切除代偿性增生的脾脏之后,肝脏作为髓外造血器官可以进一步代偿性增生,加强髓外造血。但不是所有患者都能这么幸运!所以说当外科治疗脾大脾亢时必须明确病因,若术前无法明确原发病,必须在术前行骨髓检查,证实为增生性骨髓象方可决定手术。教科书中的常规治疗方法必须坚持,个人的经验只能作为参考,在优先考虑常见病的同时,也不能遗忘罕见病、少见病!最近临床研发成功了一种治疗骨髓纤维化的靶向药物,疗效显著,或使姑息治疗成为可能而不需要再行脾切除了。

　　在腹部外科手术中,脾脏常因被局部病变殃及而被联合切除。当年我任外科病区治疗组组长时,最常见的是胃体癌侵及脾门而在切除全胃时联合脾切除,更大范围的则可能联合胰体尾脾切除。这在当时被认为是最为复杂的联合脏器切除,也是胃肠外科的顶尖手术,如有机会完成这样的手术还是很有成就感的。在我做科主任后有位护士长找到我,说她亲属被查出进展期大肠癌,想争取手术治疗,肠镜提示晚期结肠脾曲肿瘤,约 10 cm大小,已部分阻塞肠腔,患者高龄且抽烟多年,未发现肝脏和肺转移,经术前准备后我为其实行了开放手术。术中发现肿瘤位于结肠脾曲,已侵及浆膜、脾门和胰体尾,但腹盆腔未见转移灶,故决定行结肠脾曲肿瘤根治性切除,同时联合胰体尾和脾切除,当时术中采用钳夹法离断胰体尾,脾窝放置乳胶管双腔吸引管引流。术后患者精神和体力恢复良好,口服流质食物后可下床活动,但术后第 5 天腹腔引流出少量血性液体,经引流管冲洗后再无出血,一天后引流管见较多的新鲜血液,先行药物止血保守治疗,随后出血量增加患者出现失血性休克。考虑到已术后 1 周,故决定先行介入治疗,经股动脉插管造影提示脾动脉分支出血遂行栓塞治疗,同时输血扩容,当时认为可以达到止血目的。返回病房当晚患者再次大出血并出现严重休克。经与家属沟通后放弃进一步手术探查,患者死于出血性休克。这个手术死亡的案例发生在同事亲人身上,实在难以交代,整个手术团队人员的心情都十分沉痛。虽然患者家属很理解,但我仍满心愧疚,现在看来问题主要出在胰体尾切除后的断面处理不够细致,术后发生胰漏。当时用的乳胶引流管对胰漏的引流效果不好,导致胰液漏出后局部积聚侵蚀血管,而此时应用三腔滴水吸引管可能效果会好些。现今,我们已常规采用电刀或超声刀精细离断胰腺,胰断面旁用扁平多孔硅胶负压引流管可以取得更好的引流效果。由于当时我们没有想到出血与胰漏相关,仅考虑术后晚期出血可能存在再手术止血困难,因此没有下决心再行手术探查。对于术后腹腔出血,有时再手术止血的机会和时间窗很窄,术者在做出再手术决策时如不够果断,那么再次手术止血的机会也就稍纵即逝。联合胰体尾脾切除术后腹腔内出血虽然可能与胰漏有关,但与胰头十二指肠术后胰漏出血的血管部位不同,再手术处理的难度也不同。一般认为术后 48 小时内腹腔出血应及时再手术探查止血,而术后多日发生的出血,特别是 1 周后的出血多与胰漏局部引流不畅侵蚀血管有关,此时应首选介入栓塞止血治疗,如不成功则应当机立断手术止血。但有时在介入治疗无效时,患者已失去良好的再手术机会,换言之,术中大概率会出现患者死亡的情况,这也是外科医生手术决策时遇到的最大挑战,此时不但需要技术,更需要强大的心理承压能力和过人的智慧方可化险为夷渡过难关。

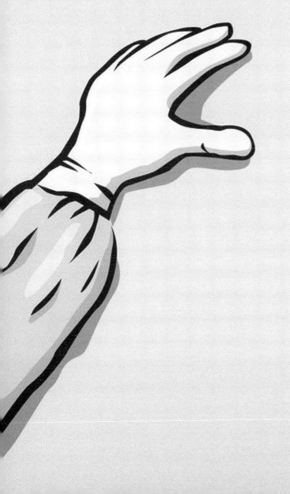
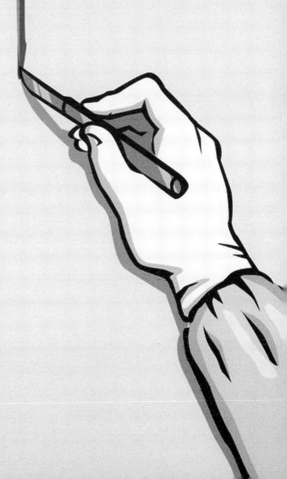

PART

15

第十五章

腹膜后肿瘤

腹膜后肿瘤是一类起源于腹膜后组织的肿瘤，小儿较常见，其中恶性肿瘤居多。因为起源组织不同，解剖部位不同和病变的大小与性质不同，所以手术的难易度差别很大。特别当肿瘤累及大血管、输尿管和肾脏等器官后，要做到符合肿瘤外科手术原则的完整切除，有时是十分困难的。对一些罕见、少见的肿瘤，有可能为了完整切除会导致"好心办坏事"。总之，腹膜后肿瘤并不少见，多数大医院常常将此类患者收治在肝胆胰外科和泌尿外科，儿童则在小儿外科。考虑这类肿瘤在诊断和治疗上的特殊性，术前应尽可能做好影像学评估，其中 MRI 对软组织肿瘤分辨更好，而增强CT 则更有利于了解大血管与肿瘤的关系，特别是在三维重建后更为直观，可以对手术设计和应对术中困难提供重要的帮助，是否需要联合脏器切除和大血管重建的手术规划至关重要，现今已是术前必做的检查。如果在术前能获得病理学活检诊断则更有利于对手术方式进行精准设计，打好有准备之仗，努力避免手术成为一场"遭遇战"。

20 世纪 90 年代后期，我任外科病区治疗组组长时，曾收治一位来自农村的男孩，家人因发现其下腹部隆起带其前来就诊。超声检查发现脐水平处有一约 12 cm 大小的腹膜后肿瘤压迫下腔静脉，CT 检查发现这个肿瘤下极达盆腔入口，边界和包膜尚清。当时还没有影像学的三维重建技术，我自己对 CT 影像的阅读理解能力还局限在观察肿瘤大小和部位的水平，尚难以根据二维成像判断肿瘤与大血管和输尿管的关系。我当时已赴联邦德国进修学习小儿外科回科工作 5 年多，经术前分析和准备，对切除肿瘤很有信心。术中探查发现肿瘤包膜尚完整，位于腹膜后腰椎前方，未累及双肾，推开小肠系膜后沿肿瘤四周逐一分离切断脉管，再从上向下翻起切除肿瘤。切除肿瘤后彻底创面止血，此时仔细检查发现腹主动脉旁未见下腔静脉，再向下方检查发现双髂静脉已被切断。顿时台上气氛凝重，我立刻认识到可能闯了大祸，马上询问麻醉医师患儿血压如何，得知其血压正常没有波动后，我心中略获安慰，稍稍平复心情即让护士把切除的肿瘤拿到台上来仔细检查，发现被一并切除的下腔静脉位于瘤体表面，切除的长度为下腔静脉肾静脉下段至双髂静脉分叉部，可能由于肿瘤巨大使下腔静脉被顶起后严重受压，回流受阻，因此术中离断下腔静脉后血压没有发生明显波动，根据术中探查结果我决定行下腔静脉重建。这是我第一次独立操作,也是我院小儿外科的首例下腔静脉重建,凭借在进修期间观摩学习到的肝移植下腔静脉吻合技术,还算是对马上要进行的手术操作心中有数。我先将被切除的下腔静脉段小心地从肿瘤表面分离下来,之后以肝素盐水反复冲洗后保存,之后分别游离已被结扎的下腔静脉和双侧髂静脉断端,修剪后以血管夹控制。先行腔静脉端端吻合,当时还很少有血管缝合线,记得这也是我第一次用血管缝合线(当时多称为滑线)连续缝合重建下腔静脉,因为术中患儿血压一直稳定,所以缝合时我的心情也比较平稳,完成腔静脉吻合后继续完成右髂静脉的端端吻合,再次检查发现血管长度不足以完成与左髂静脉的端端吻合,只好到此为止。结扎左髂静脉后开放血管,见重建下腔静脉充盈良好,血流通畅,吻合口无漏血。手术虽然成功,但我仍不免为患儿的左下肢回流问题担心。手术结束后我每天检查患儿的左下肢看是否有水肿,结果出乎意料的好。出院时患儿行走正常,左下肢无水肿。超声示重建的下腔静脉无狭窄,血流正常。术后病理诊断为腹膜后神经纤维瘤,低度恶性。虽然术中我的心情像坐过山车一般大起大落,术后又担心患儿左下肢运动功能残障,多日心情不定,但看见患儿和其父母出院时的笑容,也算是对我努力完成手术最大的褒奖,我很满足,也很开心!

　　回看这例手术,我认为主要问题是术前没能判断出肿瘤位于下腔静脉的后方,下腔静脉被肿瘤高高顶起后变细且流量很小,自己仅凭经验认为这个口径的血管应该不是下腔静脉而可能是肿瘤的回流静脉。幸运的是,下腔静脉被肿瘤顶起后,其长度被延长,在我将其从肿瘤瘤体上分离下来后仍有足够的长度完成端端吻合重建。而从解剖学角度来看,这两侧髂静脉之间存在交通支,加之术前肿瘤压迫回流受阻,促进了交通支的开放,这也解释了为何术后患儿左下肢功能和回流正常。写到这里,我深感外科医生在术中遇到意外时应该努力做到临危不乱,情急之下要凭借经验和思考积极应对,冷静沉着地找到解决问题的方法,这样才有挽救患者生命的机会!我时常想起此例手术,也会想这孩子术后至今还好吗?现在在哪里呢?如果一切顺利,想必早已成家立业,为你祝福!

　　腹膜后恶性肿瘤在成人中较常见的是脂肪肉瘤,这类恶性肿瘤发现时均较大,较少发生转移,外科切除是唯一有效的治疗方法,但术后复发率较高。目前研发的靶向药物和免疫检查点抑制剂也没有明显阻止其术后复发和进展的效果。约20年前,我院收治了一位来自农村的中年女性,主诉腹部缓慢隆起伴腹胀多年,当地医院超声诊断为腹腔巨大肿瘤,入院后查肿瘤标志物均无异常,腹部MRI诊断为腹膜后巨大肿瘤,长径达35 cm,累及左肾和降结肠,影像学检查结果符合脂肪瘤特征。经准备后我们在当年春节后的第一个工作日为她施行了手术,术中证实为脂肪瘤,瘤体特别巨大,位于左侧腹膜后,由于左肾被埋在瘤体中,因此完整分离瘤体后连同左肾一并切除,术中出血较少,术毕肿瘤称重达13 kg,这么巨大的肿瘤实属少见。记得当时安徽电视台经济频道"第一时间"节目组还专程到手术室拍摄报道,术后患者恢复良好病理诊断为脂肪肉瘤。当时请肿瘤科会诊后,认为后续放化疗均不敏感,仅建议定期复查。术后最初的3年患者一切良好,腹部CT检查未见肿瘤复发。在此期间其女儿结婚生子,老两口与儿孙辈在一起其乐融融,生活十分开心。术后第4年复诊发现左侧腹膜后和盆腔内有肿瘤复发。因无药可治,只好建议患者密切随诊,待有症状或肿瘤明显增大再手术。我们想尽可能推迟再手术切除的原因是,切除后肿瘤再复发是肯定的,因此希望两次手术间隔的时间长一些,患者平静生活的时间能再长一些。但是基于多数恶性肿瘤的一个共同特点,即肿瘤切除后复发的时间间隔越来越短,这是否与手术创伤导致肿瘤生物学特性和自身免疫状态的改变有关,目前还不得而知。脂肪肉瘤切除术后复发的特点是原位局部播散样发生,其包膜和边界越来越不清楚,因此再手术切除根本达不到R0,甚至很难达到R1切除,这就注定再手术后的复发不可避免。从肿瘤外科学观点来看,与其说复发不如说肿瘤残存再发更为准确。不出所料,这位不幸的患者分别在术后第5年、第7年和第9年接受了3次复发肿瘤再切除手术,其中两次联合了部分受累肠管切除。虽然患者很幸运术后未发生严重并发症,但患者的全身情况一次比一次差,最后仍死于腹膜后脂肪肉瘤多处复发、多器官功能衰竭。她的音容笑貌我至今仍记忆犹新,当她的家人告诉我患者去世的消息并对我们多年来的尽力救治深表感谢时,我的心情久久不能平静,眼前还出现了大片电影中的场景:一个即将坠落的人,双眼充满恐惧和对生存的极度渴望,我们手手相握,坚持再坚持,最终仍是眼睁睁地看着她缓缓坠落。

精益求精,锲而不舍
——一名外科医生的临床手记

看看我们现在的时代,能上太空空间站揭秘宇宙,能下万米深海探险,量子通讯和人工智能飞速发展,但我们仍不能或者说远不能解决脂肪肉瘤切除后复发的再治疗问题。外科多次反复地再手术究竟是帮助了患者还是折磨了患者? 患者要求再手术切除完全是出于求生的本能,而我们心里十分清楚,再手术切除可能获得的疗效更多的是精神上的满足。这种肿瘤复发再手术切除的外科治疗历程不断地折磨着患者的同时也折磨着外科医生。每当我看到这些患者,他们是多么渴望治愈,那么相信我们,期待我们能给他们带来奇迹,然而残酷的事实让他们无力面对现实。虽然这些令人十分失望的结果常使我感到黔驴技穷,无奈之中更多的是痛苦,但也只能默默地说,我问心无愧,我尽力了。旁人眼中的外科医生如同电视剧中的主角,常常是阳光帅气充满自信的,在工作中享受着手术成功的快乐,然而现实世界中的外科医生并非如此,面对不满意、不成功,甚至失败的手术案例,面对不满意治疗效果的患者和家属,以及来自同行的各种无形的压力,如同日本电视剧《白色巨塔》中的主刀医生,内心承受着内疚、懊悔、自责和痛苦,这些无形的压力对外科医生的心理伤害不亚于战争给士兵带来的"战争创伤综合征"。因此,一位好的外科医生必须具备强大的心理素质,心中怀抱"曙光就在前方"的信念。相信一切是公平的,当你享受着常人难以感受到的手术成功带来的欢乐时,你也一定经历过常人没有经历过的痛苦。即便是面临这样崎岖的成长之路,对我们这些踏上此路的选择者来说,也一定会义无反顾地努力前行。在我们前行的路上,需要把手术失败的痛苦埋在心中,让自己去反思去进步,而把信心和笑容放在脸上,努力让患者与我们一起去争取最好的结果。

PART

16

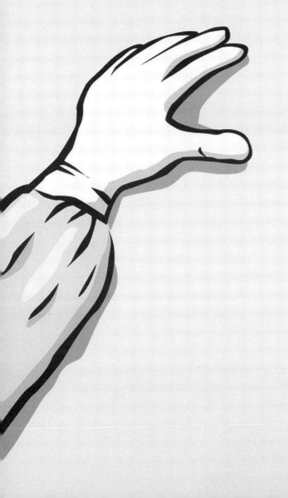

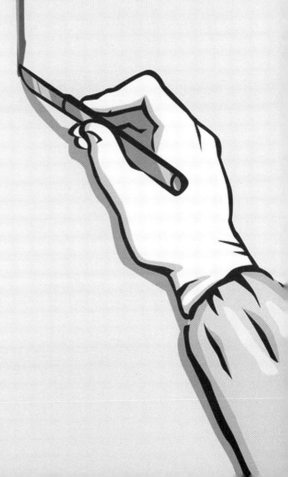

第十六章

肝脏移植

本章节内容是教科书中没有而现今在肝脏外科中又必不可少的一节，有关的著作和文学作品也有不少，这里我只想以一位亲历者和团队带头人的身份，对正在这条曲折之路上努力前行的同事们谈一些难以回避的失败感受。首先我想向创造这一手术的 Starzl 教授致敬，他对肝移植手术做出的贡献举世公认。我一直认为这位伟大的外科医生必将荣获诺贝尔生理学或医学奖，但 50 多年过去了，每年的诺贝尔生理学或医学奖均授予了基础医学研究者，外科医生已有近一个世纪没有再获此奖了，不过在众多外科医生，特别是器官移植医生的心中，Starzl 教授早已是实至名归。

1998 年我科经过近两年的充分准备与演练，通过了严格的外省专家组评审，最终获得安徽省科技重大专项基金资助和医院全方位的支持。当年冬天我们团队为一位晚期肝癌患者施行了我省第一例同种异体肝移植术，手术获得了成功。回头望去已是 20 多年之前的事了，但是为了这样一例手术，我们团队做了大量细致的准备工作，临到术前院领导还问是否需要请"外援"帮助手术，当时的我还有一点"年轻气盛"，心想自己经过了几年的学习和训练，于是坚定地回答了院领导："请相信我们能独立完成这台高难度手术"。其实我心里还是有一丝不安，故在术前，我们团队反复讨论了每一个细节和可能出现的困难和问题，共商解决的办法。也许我们的努力感动了上天，第一例手术历时 10 多个小时顺利完成。以现在的眼光回看，技术上还不完美，但术中没发生意外，术后患者能较顺利地康复，已经是令人欣慰的成功了。记得术后数日我和患者同住在当时条件十分简陋、由旧手术室改造而成的监护病房，夜以继日的工作使我患上了病毒性带状疱疹，虽然疼痛难忍，但工作一忙就忘记了，首例肝移植手术获得成功也使我们团队大受鼓舞。当年全国有文献记录的成功的肝移植手术仅十几家医院总计 30 余例，随后我们每年均有一定数量的肝移植手术，时至今日我们团队已经完成了新老交接。这期间，有些难忘的病例还常常被提起，在我们最初开展肝移植手术时，学习借鉴了不少欧美国家和国内先进单位的经验。第一例手术我们在术中无肝期还采用了当时很流行的门-静脉体外转流技术。随后开展的肝移植工作并不顺利，一次我接到手术室电话，一位布加综合征患者在行肝移植术中发生心搏骤停，我赶到手术室时正在给患者进行紧急复苏，虽经多方努力持续复苏但最终没有成功，患者死亡。回顾手术过程,当下腔静脉和门静脉缝合完毕,先后松开门静脉、肝下和肝上下腔静脉阻断钳后即刻发生心搏骤停。最初在我们的手术步骤中要求开放门静脉后即经肝下下腔静脉吻合口放血约 200 mL,因供肝内含大量保存液和钾含量较高的无肝期门静脉血。曾经有突然开放下腔静脉后引发心搏骤停的个案报道,因为我们之前数例不再经下腔静脉放血也没有意外发生,故此例术中就直接开放新肝血运了。估计可能与高血钾诱发心搏骤停有关,但也可能与布加综合征回心血量长期处于低流量,而术中新肝开放即刻大量血液回流至心脏有关。还有当术中无肝期过长,门静脉系统内淤血严重,血液中电解质和肠源性毒素积聚也是诱因。经此例之后,我们在完成腔静脉吻合后,采用分步缓慢松开肝上下腔静脉阻断钳,边松边观察患者生命体征变化,一旦有心率和心电突变则重新阻断,同时与麻醉医师密切配合处理,一般在无肝期末先测血气和电解质,做好新肝开放的准备工作,随后未再发生术中心搏骤停的病例。这一方面得益于麻醉监测与管理水平的提高,同时也得益于手术技术改进使术中无肝期逐渐缩短。

为肝脏恶性肿瘤施行肝移植治疗在早年存在不少问题,一方面因很多终末期肝病患者视肝移植为风险很高且费用昂贵的手术,他们不想太冒险,也有患者是经济条件不允许;另一方面为肝癌患者行肝移植术,主刀医生的压力要小一些。医患双方多抱着试一试的心态尝试移植外科治疗,其中有不少原发性肝细胞癌患者是在完成了手术切除后肿瘤再复发而要求行肝移植治疗,业内称为"抢救性肝移植",其适应证是复发肿瘤大小和数量均符合"米兰标准"。我们曾为一位中年男性原发性肝癌患者做了右半肝切除,术后两年余影像学检查发现左侧尾叶部有占位,提示肝癌术后复发,患者了解病情后积极要求行肝移植治疗,术前常规检查符合手术要求,AFP 正常,切除术前也仅轻度升高。经科室讨论决定为其行肝移植治疗,经一段时间等待获得适配的供肝后为其完成了肝移植术,术后经监护病房恢复后顺利返回病房治疗。患者在术后第 4 天突然转氨酶上升,经超声确诊为肝动脉血栓形成。回顾手术经过,供肝为双动脉变异,通过整合后与受体动脉吻合,但技术上因血管纤细而有较大难度,加之术后未积极进行抗凝治疗导致了血栓形成。当时我院介入科还不具备紧急溶栓和覆膜支架置入的技术,只能通过药物治疗,但此时已收效甚微,技术上我们也难以做到再手术取栓重建肝动脉,在焦急地观察和治疗中患者还是发生了难以避免的急性肝衰竭,最终死亡。正在大家闷闷不乐之际,术后病理报告又给了我们当头一棒!病理诊断为乙型肝炎后肝硬化,左尾叶结节为增生样改变未见癌细胞。这个案例提醒我们此后对肝癌术后复发要做更为详细而精准的术前评估,必要时需加行 PET/CT 或肝穿刺病理检查,对每一位患者我们都应在术前完成各方面的检查,以确保符合手术指征,这在大型手术前尤为重要,任何疏漏都可能导致灾难性后果,特别是现今临床影像学检查技术不断改进,不少影像学诊断医生仅根据影像学表现作出临床诊断,而我们一线各级医生对疾病诊断又容易犯先入为主的错误,这也是专科医生培训中应着力解决的问题。由此使我想起裘法祖院士生前对大家说的:"面对影像学检查,较差的外科医生,只看诊断报告不复看片子;较好的外科医生,先看报告后看片子;好的外科医生是先看片子后看报告。"这也强调了针对复杂的疾病医生要亲自查看检查结果综合分析,独立思考,最后作出综合判断从而使诊断的正确率不断提高。

至此,本书也即将收尾,以上是我根据自己的记忆,按照外科学教科书的目录顺序零零散散地叙述了这些病例和自己的反思。有些案例令人印象深刻,教训也十分惨痛,虽然写起来如同自揭伤疤,但写完之后想到可能会为同行提供一些警示,心中也能获得些许安慰。本书仅仅反映了我从事外科临床工作与教学的一个侧面,因为我一直坚持认为,分析失败的案例总结出改进的办法,远比报告成功的案例展示自己的成功重要很多。一位成功的外科医生一定是富有开拓创新精神,具有良好的动手能力和严谨的工作作风,更善于自我反省,时刻感恩患者的信任和理解。最近,我常常在自己的演讲中提及几句名家名言,在此与大家一起重温、共勉。

"做工作要知不足,做学问要不知足,做人要知足。"

"一个好的外科医生能把手术做好,更好的外科医生知道何时应该手术,最好的外科医生知道何时不应该手术。"

希望每位外科医生都能在不断反思中成长,同时做到心积和平气,手成天地功。

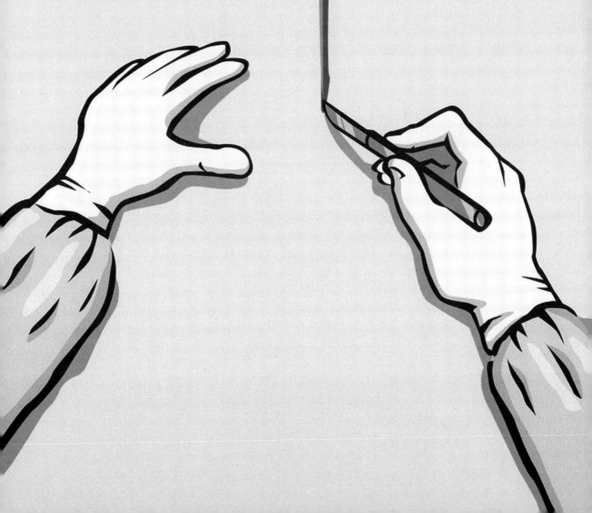

人工智能时代传统外科的地位

现今，人工智能技术正以势不可挡之势高速发展，从著名的人工智能围棋高手 Alpha-Go 到 Da. Vinci 手术机器人，人工智能几乎覆盖了各个领域。从医学领域来看，各种图像诊断系统、疾病进展数据分析系统、临床操作训练系统、专科手术机器人和远程会诊与手术系统均已进入疾病诊断和治疗的实用阶段。这些新技术的发展正不断影响并改变着传统的医学教育与实践，甚至有人认为人工智能会给传统医学带来革命性的改变。很多传统医学技术面临着被取代的巨大挑战。例如腹腔镜与机器人手术将可能取代传统外科开放手术，这是一种势在必行的发展方向吗？当我们理智地回顾近代科学发展史时，必须思考的问题仍然很多，人工智能可能给人类带来的负面影响有哪些？高科技的发展是永无尽头的吗？人工智能外科技术和设备可能带来更好的治疗结果吗？医生和患者究竟谁更需要这些高新技术？现今传统外科的地位如何？它将如何发展？我们在不断学习掌握新技术的同时，如何才能不迷失方向误入歧途？

以民航运输业为例，为了不断追求更快的航速、更高的性价比和更低的成本，20 世纪 70 年代研发成功的协和式超音速大型客机和近年投入商运的波音 777-MAX 都是高新科技发展的奇迹和产物。当年协和式客机的成功研发并投入运行，使得跨大西洋飞行不再是一种长时间的痛苦旅行，从巴黎飞往纽约仅需 3.5 小时。尽管当时因其巨大的噪音,使不少机场拒绝其在夜间降落,但人们仍然愿意享受其快速与便捷的飞行服务,协和式飞机当时已成为豪华飞行的象征。但在 2000 年 7 月 25 日的空难发生后,人们追求更高速度的民用飞行器代表——协和式超音速客机的研发与生产也戛然而止。同样为了追求更低的能耗和更高的运行性价比,经多年研发投产、具有先进智能飞行控制系统的波音 777-MAX 也在 2019 年因连续两次类似的坠机空难而停飞! 从对这几起史上最悲惨空难的反思中可以发现,任何一种高新技术的发展与应用在特定的时期是有其极限和红线的。高新技术给人类带来益处的同时,也可能潜藏着致命的缺陷! 作为一名经受过传统医学教育的外科医生,要更理智地去看待现今不断发展的外科新技术,更加客观地去认识、学习、掌握这些高新技术。针对不同的患者,本着能够安全实施,使患者受益最大化的原则优化利用。早在 1992年,就有人针对快速兴起的腹腔镜胆囊切除术提出了许多质疑,其核心问题是当外科医生学习一种全新的手术技术时,如何保证患者的安全? 不少专家的意见是,这种外科新技术快速发展的过程中给患者带来的意外伤害常常被忽视并被归结于“学习曲线”应付出的代价。同时专家还强调外科医生应该加强传统外科手术的训练,只有对传统开放胆囊切除术感到自信,熟知胆管和动脉的位置时,才能进行腹腔镜胆囊切除术! 30 多年过去了,这些意见和警示还有意义吗? 从 1988 年第一例腹腔镜胆囊切除成功报道至今,腹腔镜设备已发展至 4K 超高清、3D 和荧光显示,设备技术上的飞速发展极大地促进了临床更广泛的应用,现在腹腔镜已从单纯的胆囊切除发展应用到胰头十二指肠切除、肝叶切除和肝门胆管癌联合肝叶切除等极高难度手术。由于近年手术机器人 Da. Vinci 的不断开发和改进,使得更多的医院和外科医生热衷于采用这些先进设备去完成各类复杂的手术。但是,在外科医生学习、掌握、实施这些新技术手术过程中仍然存在 Altman 在 28 年前提出的问题,即患者的生命不应成为学习新外科技术的代价! 我们应该通过强化传统外科教学来减少“学习曲线”带来的并发症,更应避免患者为此付出生命代价,因为无论采用何种设备和技术,手术安全才是我们的终极目标,以下几点或许可以给予外科医生些许帮助。

1. 传统外科手术培训是基础

传统外科医生的手术培训通常是从动物手术开始学习,随后担当手术助手进行反复训练后才能胜任手术,这种开放手术中手把手地教学具有身临其境的独特优点,有助于外科医生很好地体验、掌握手术相关的局部解剖特点,了解手术中的技术难点。在开放的术野中亲身感触每一步手术操作的要点是传统外科教学的精髓。当我们通过传统外科培训,完全掌握了手术技术要点后,再采用视野有限且仅有间接触觉或完全没有触觉的腹腔镜或机器人手术时才能更自信地完成手术,也可以减少"学习曲线"给患者带来的伤害。因此,众多国家的专业学会针对腹腔镜和机器人外科手术提出了不同的技术准入标准,这些标准主要依据医院的年度专科手术量,以及主刀医生既往开放手术的数量和质量进行严格的评估,经评估合格的中心和医生方可施行腹腔镜和机器人手术。现有的经验表明,一位具有丰富开放手术经验的外科医生,通过学习可以很好地掌握和实施腹腔镜或机器人手术,而没有经过系统开放手术培训的外科医生则很难出色地完成腹腔镜或机器人手术,其"学习曲线"可能更长,付出的代价也更高。所以,传统开放外科培训是极为重要的基础,它是安全开展腹腔镜和机器人手术的前提和保证,别无捷径可循。

2. 合理选择不同的手术技术

目前针对需要手术治疗的患者,我们可以选择传统的开放手术或腹腔镜及机器人手术,如何合理选择不仅是一个技术问题更是一个社会伦理问题。一方面是高新技术发展推广的需要,医院和保险公司出于经济效益考虑期望开展;另一方面,外科医生往往更愿意尝试应用新技术去完成更具挑战性的复杂手术,从而在技术上不断完善自己。这两方面也是腹腔镜与机器人手术快速发展的原动力,如同我们可以乘坐 3 种交通工具到达同一目的地时该如何选择。通常外科医生会选择最熟悉和最安全的方法,而当你同时熟练掌握 3 种手术技术的时候,即可根据病变的性质、解剖特点和患者需求择优选择,前提是力求手术安全、患者受益。目前针对开放、腹腔镜和机器人手术的临床研究多局限在手术安全性和术后近期疗效的比较,对术后远期疗效的影响知之甚少。2018 年，MD 安德森癌症中心的专家在《新英格兰医学杂志》同期发表了两篇有关机器人等微创手术对宫颈癌远期疗效影响的研究结果，其中一项涉及全球 33 个医学中心的Ⅲ期研究，共纳入 631 例患者，结果发现机器人等微创手术后宫颈癌 4.5 年的肿瘤复发率显著高于传统开放手术；另一项研究是联合哈佛大学、哥伦比亚大学和美国西北大学分析了美国国家癌症数据库（NCDB）和美国国家癌症研究所（NCI）两大癌症数据库的回顾性、流行病学研究，结果显示接受机器人等微创根治子宫切除术后 4 年死亡风险为 9.1％，而接受开放式根治切除术后 4 年死亡风险则为 5.3％，同时在 2006 至 2010 年期间，采用微创根治切除术后 4 年生存率每年下降 0.8％，结论是微创手术降低了早期宫颈癌根治切除患者的长期生存率。这两项研究结果已经影响并改变了 MD 安德森癌症中心早期宫颈癌患者的治疗和疾病管理方案。虽然这样的负性结果受多种因素的影响，但这也使我们清醒地认识到，腹腔镜技术虽然可能使患者术后近期快速康复受益，但远期的治疗效果更为重要。因此，对其他专科的腹腔镜手术远期疗效评估仍在广泛进行中，在得出结论性意见之前应该遵循诊治指南、把握好手术适应证，例如腹腔镜肝切除，当怀疑可能已并发肿瘤破裂、门静脉癌栓和可能需要修复主肝静脉下腔静脉时不应采用腹腔镜手术。外科医生在不断追求技术上的突破时更应关注新技术可能对长期疗效的影响。

目前，在不同国家和不同医学中心，腹腔镜与机器人的手术比例差别很大。一方面与设备条件和经济发展水平相关，另一方面与外科决策者的认识、兴趣及手术技术水平相关。以肝胆胰外科为例，通常以腹腔镜和机器人完成的复杂手术仅占 20％左右，但在一些经验丰富的专科医院或医学中心可能高达 70％，甚至更高。当外科医生热衷于学习腹腔镜与机器人手术技术时，要面临"学习曲线"这个不可回避的问题，在复杂肝胆胰手术时这个问题更为突出。例如腹腔镜 Whipple 手术最初平均手术时间均＞10 小时，不少临床回顾性研究表明，在年度手术量较少的医院，其手术死亡率明显升高，而在 30 年前行腹腔镜胆囊切除初期，仅仅可能因"学习曲线"增加了胆管意外损伤的发生率而非手术死亡率。因此，从现有的腹腔镜手术数据和治疗调查结果来看，传统开放的外科培训必不可少，开放手术经验的积累是保障腹腔镜手术安全的前提。腹腔镜与机器人的复杂手术仅应在高年度手术量的专科医院或医学中心由经过严格训练且经验丰富的医生施行,这是符合外科发展规律,且以患者获益最大化为目标的举措。从目前全球外科发展的不平衡状态来看,在经济和技术条件较好的发达国家和地区,可能会产生不少以腹腔镜、机器人手术为特长的优秀医学中心。但在众多发展中国家仍然以传统外科为主导,即使在人工智能高速发展的今天,可以预估这种不平衡的外科格局仍将持续很长时间,这也突显了坚持发展改进传统外科技术的重要性,而将高新技术与传统外科融合发展则可能是一个更好且更为实际的选择。

3.理智看待外科高新技术的发展

现今很多人工智能高新技术如同在真空状态下完成的实验,很难在现实中重复应用。当我们看到人工智能无人驾驶技术的成功,使人联想到不久将可能诞生智能手术机器人,使其可以在无人操控下独立完成手术。然而,这些理想的高新技术常常是建立在标准状态下的,例如无人驾驶系统运行的前提是有符合规范设置的道路和人人都遵守的交通规则,智能手术机器人则需要良好的全景显示和标准的器官与组织解剖状态。这些新技术本身存在的缺陷会限制其广泛运用,这些缺陷有时会引发事故后果极其严重。2015年2月,英国首例机器人心瓣膜修复术中的故障导致患者术后死亡,在随后的听证会上,主刀医生承认"在一个国家应用这项技术,是一名创新型外科医生希望做的事件"。事后来看,首先他本人在没有完全掌握机器人性能时操之过急,最终导致悲剧发生;其次他应该没有告诉患者这是首例机器人手术,采用传统开放手术可能会更安全。这些都警示我们,由于高新技术应用过程中可能会发生的意外在最初设计时并未能很好地控制,新技术又会带来新的问题,而这些问题必须在应用中被发现并加以解决,因此才有了一代又一代的新型设备,使得外科腹腔镜和手术机器人更加完美。但是如果我们回到最初的问题,与传统外科相比,既然这些新设备和技术并不能改善和提高患者的远期疗效,那还是我们所期望学习和发展的技术吗?人类的创新是永无止境的,无论你喜欢还是不喜欢,这些技术创新都还是会层出不穷,我们要做的是如何保持清醒的头脑,在追逐和学习新技术的同时不断完善外科治疗的长期疗效。

参 考 文 献

［1］ LAWRENCE K ALTMAN. When patient's life is price of learning new kind
　　 of surgery［N］. The New York Times，1992-06-23(C3).

［2］ MELAMED A，MARGUL D J，CHEN L，et al. Survival after minimally
　　 invasive radical hysterectomy for early-stage cervical cancer［J］. The New
　　 England journal of medicine，2018，379(20)：1905-1914.

［3］ RAMIREZ P T，FRUMOVITZ M，PAREJA R，et al. Minimally invasive
　　 versus abdominal radical hysterectomy for cervical cancer［J］. The New
　　 England journal of medicine，2018，379(20)：1895-1904.

呼唤绿色外科，提倡低碳治疗

　　随着我国经济的高速发展，随之而来的高温室气体(主要指CO_2)排放及环境污染问题日益突出。长期以来，华北地区大范围的严重雾霾天气引发政府和民众的高度关注。正如钟南山院士在2013年两会上所述，这些突出的环境问题是多年社会高速发展的综合因素所致，必须对各行业进行综合治理，关键是转变观念。就医疗行业而言，提倡低碳治疗，绿色行医，及时转变观念是重点。低碳(low carbon)是指在日常生活和工作中做到较少或更少的温室气体排放，通常认为节能就是最有效的减碳，而以最小的物品消耗、最短的住院时间、最有效的缓解和治愈疾病就是现今应该提倡的"低碳治疗"。

　　1. 现代医疗发展带来的高消耗问题

　　现代科技在提高治病疗效的同时，也带来了高消耗和高污染问题。就外科而言，目前大量应用一次性手术器械和物品越来越普遍。美国的一项调研指出，医疗垃圾约1/3来自手术室，而这些来自医院手术室的医疗垃圾不少是人为过度消耗产生的。例如另一项美国调查表明，在过去的几年中手术室应用一次性医疗器械大幅增加，被调查的医院手术室中约75%的医院将打开包装而手术中又未使用的器械和物品完全丢弃，仅25%的医院将其重新包装消毒后再使用。可见医生在手术室按照"行业规定"丢弃了大量完全可以重复使用的物品,其中不乏"高质耗材",一方面浪费金钱,另一方面产生了污染的医疗垃圾。以国内拥有 2 000 张病床的"三甲"医院普外科为例,每年实行胃肠肿瘤切除 1 000～2 000 例,每例手术使用一次性吻合器、闭合器 3～4 把,如果加上拆封后未使用和使用失败的吻合器,则每年消耗>6 000 把一次性吻合器、闭合器,这些器械费用占据了 40%～50% 的手术费用,这可能也是造成看病贵的重要原因。可以推测,在这样的医院手术室中,各专科使用的一次性吻合器、闭合器年消耗超过 1 万把,如此大量的"手术垃圾"去哪里了? 按照现有"三甲"医院的管理规定,手术室垃圾应分为医疗污染垃圾和无污染生活垃圾,前者需付费请专业的公司进行特别处理。美国目前将污染医疗垃圾做深理前处理的费用为 0.25～0.3 美元/磅,而普通生活垃圾仅需 0.016～0.03 美元/磅。因此可以想象,在没有严格法规和监管时,将污染医疗垃圾当生活垃圾处理的漏洞一定是很大的,特别是我国现今处理医疗垃圾的能力还很弱,垃圾处理单位遵纪守法的观念还不强。2012 年 10 月,国家环境保护部、发展和改革委员会、工业和信息化部及卫生部联合发布了《"十二五"危险废物污染防治规划》,要求至 2015 年全国城市医疗废物基本实现无害化处理,而目前,我国医疗垃圾的年处理能力仅为 59 万吨。这些数据和法规提醒我们,医疗污染垃圾不断增多,监管缺位可能使其处理不规范、污染增加。央视曾报道少数地方回收污染医疗塑料垃圾再加工,制造"有毒玩具",可谓触目惊心! 面对这些现象和问题,改变观念呼唤绿色外科,提倡低碳医疗已是大势所趋。

2.发展高新技术不能盲目崇拜

我们这一代的外科医生时常念叨几十块钱做个阑尾切除手术,几百块钱做个胃大部切除的年代,这是一种苦涩的怀旧心情,好比我们今天还在想那时 5 分钱就能买一枚鸡蛋的时代。但在科技高速发展的今天,我们仍应对科技发展有一个清醒的认识,有人提出,科技发展的目的是什么? 我们会被高科技"绑架"吗? 回顾胃肠外科器材近 30 年的发展可见一斑。20 世纪 80 年代我们还在研究讨论胃肠吻合的方式、缝线材料、缝一层还是两层,20 世纪 90 年代即开始比较吻合器和手工吻合的利与弊,随后又比较开腹和腹腔镜下手术的优缺点,近几年遥控机器人微创手术技术已迅速传播。回顾这些器械和高科技的发展及成功应用,我们不禁要问,这些发明和新技术的发展提高了我们的外科治疗水平吗?患者需要并欢迎这种科技发展吗?外科医生需要并期望冷冰冰的机器人去帮助我们仅仅在一墙之隔的"异地"去完成一个可能已是很常规的外科手术吗?我们是不是被华丽奇幻的高科技产品误导了?我们是不是在忽视了患者的需求和改善疗效的前提下盲目追逐乃至痴迷于外科高科技的发展?我们一直在强调循证医学,而现今几乎没有足够证据表明腹腔镜,机器人,各种一次性缝合器、闭合器、吻合器可以改善肿瘤患者外科治疗的远期疗效。我们在应用之后需要丢弃的物品,从缝线、导管到各种吻合器、闭合器,从各种塑料制品到大型的限次使用的机械手臂,这些物品的大量消耗,对我们的环境乃至地球造成的危害不言而喻!那为什么我们还要这样做下去呢?我想我们应该冷静反思,低碳治疗和绿色外科才是外科发展的方向。

3. 发展外科技术勿忘提高技能

作为一名外科医生我十分感谢不断研发改进的外科高科技产品,它们使很多外科手术由复杂变简单,从困难变容易,既缩短了手术时间,也减少了损伤和出血。但是高科技产品的成功应用不等于具备了高技术和高能力,例如我曾接到术中电话求助,原因是做完全胃切除后,患者食管过细无法置入吻合器钉座,几次尝试之后食管下端肌层裂开,术者无手工吻合经验,面对裂开的食管无从下手。这就是现今外科大量应用一次性器械带来的问题:可能会导致外科产品越来越先进,而医生的手术技能越来越低下,这显然不是外科专家愿意看到的。我们期望的是,在充分而熟练掌握切开、缝合、钳夹、止血等外科基本技能的基础上充分考虑患者的受益因素后灵活应用各种外科高科技产品,切实做到"按需使用"而不是为了展示而用,从而使手术做得更精准,器官与组织得到更好保护。我们常常在一些国内外专家的右半肝切除手术视频中见到应用血管闭合器离断右肝静脉和右肝门静脉,而对这些血管同样可用钳夹缝合或结扎的方法来处理。前者需用昂贵的闭合器,后者仅用血管缝线,甚至丝线处理,结果可能一样,但花费可能相差数千倍还可能产生几磅的污染垃圾!我们扪心自问这是为了什么？为患者还是为展示技术？之前的一位肝癌术后患者的经历使我陷入了更深的思考,该患者因肝左外叶癌肿(3 cm)接受了达芬奇机器人切除手术,花费近20万元,术后6个月肝内复发,患者认为他接受了现今最好的外科设备治疗,但为何疗效不好？这些问题我们也很难说清楚,究竟是我们外科医生需要达芬奇,还是达芬奇需要我们的问题,无论我们承认与否,部分外科医生迷恋高科技设备,希望借助这些设备展示自己熟练运用高新设备的能力已是不争的事实,当我们热衷或几近痴迷于这些高新技术产品,自豪且面带微笑地欣赏自己的手术作品时,可能忘记了自己的责任和曾经的承诺,即医疗是以不伤害患者并使之最大获益为前提。达芬奇机器人是现今精密机械制造、电脑信息分析与遥控,以及纳米等高新技术的产物,我们为何制造它？美国已有数百上千台达芬奇机器人在临床使用,我们也要紧随其后吗？可以预计,它仅仅是特定环境条件下需要的特殊外科设备,或许对已很好掌握外科基本技术的专家可以提供更好的医疗救助服务,但无论从医疗经验还是低碳环保的角度来看,它都不该是我们追求和努力的方向。

著名肝胆外科专家吴孟超院士在他们成功完成数万例肝切除手术的基础上,提出强化肝外科基本功训练,即以一把剪刀、一把止血钳、一根针、一团线和一根肝门阻断带来完成肝叶切除术,这是对低碳医疗和绿色外科最好的诠释。我们固然不应从一个极端走向另一个极端,熟练掌握各种外科基本技术,不断学习、了解、掌握各种外科新设备、新技术和新器材并适时、合理、准确地应用是现今外科医生成长的必经之路。在符合医疗原则、保证疗效的前提下,我们应倡导少用一次性耗材,少用高质贵价耗材和大型耗材。即便在经济发达的欧美国家,现已重新认识这个问题,各种调研、讨论和争论,更多的是围绕能否重复应用一次性医疗器械,如何控制生产商为追逐商业利益不断扩大推广和生产一次性器械,如何对部分一次性器械再加工利用并制定相应的监管法规。今天,我们在外科一次性器材使用不断增加的同时应当积极借鉴西方的经验与教训,避免再走先污染后治理的老路,一方面大力倡导低碳治疗绿色外科,鼓励外科医生提高手术技能,减少产生医疗垃圾,特别是污染医疗垃圾;另一方面应推动研发生产部分可重复使用的器械取代一次性器械,在保证患者安全和医疗质量的前提下优先使用非一次性医疗耗材和器械。总之，对减少医疗废物排放要像对减少温室气体排放一样重视，我们每位从医者都责无旁贷。提倡绿色外科，不仅仅是减少外科医疗垃圾，更重要的是树立医疗环保的观念，提高外科医生的传统手术技能，合理应用各种高新技术和产品，实现低碳医疗贵在践行，从我做起，从现在做起。

参 考 文 献

[1] POLOSENA J, HAILEY D, MOULTON K, et al. Reprocessing and reuse of single-use medical devices: anation survey of Canadian acute-care hospitals[J]. Infect control hosp epidemiol, 2008, 29(5): 437-439.

关于开展腹腔镜胰十二指肠切除术的一些思考

腹腔镜胰十二指肠切除术（laparoscopic pancreaticoduodenectomy，LPD）从 1994 年首次报道至今已有近 30 年的发展历程。早期 LPD 并不被胰腺外科同行认可，经过近 30 年的不懈努力，随着相关技术和医疗设备的改进，时至今日 LPD 在技术上的可行性已毋庸置疑。不少外科专家以能独立完成 LPD 为目标，一旦顺利完成 LPD 便有登上"珠峰"（珠穆朗玛峰）的喜悦感。作为外科医生，只有不断总结和反思手术过程中的经验和教训，借鉴国内外多年开展 LPD 的经验和严谨的临床随机对照研究（RCT）成果，才能更加客观地认识、对待和学习 LPD 这项胰腺外科的"珠峰"技术。

1. LPD 的开展现状

从近年美国的临床大数据来看，LPD 的开展仍十分谨慎，进展较为缓慢，同时还存在美国东部地区开展较多而西部地区开展较少的地域差别。美国外科医生学院国家外科手术质量改善计划（national surgical quality improvement program，NSQIP）数据库显示，2013—2017 年共纳入 16 222 例胰十二指肠切除术（pancreaticoduodenectomy，PD）病例，其中仅 1 368 例实行了微创手术（8.5%），而微创 PD 中有 597 例为机器人辅助胰十二指肠切除术(robotic assisted pancreaticoduodenectomy,RPD),且 RPD 有逐年上升的趋势,LPD 的占比则有所下降。全美胰腺外科排名首位的 Johns Hopkins 医院在 2011—2019 年,共完成 1 644 例 PD,其中开放手术 1 417 例(86.2%),微创 PD 227 例(13.8%),LPD 占 8.0%,RPD 占 5.8%。美国癌症中心数据库 2010—2017 年登记微创 PD 共 3 079 例,其中 81.2%为 LPD,18.8%为 RPD。从现有数据来看,在美国,开放 PD 仍是主流,但微创 PD 逐年小幅增加,且以机器人手术为多。韩国首尔峨山(Asan)医院 2007—2017 年共计完成 PD 3746 例,其中 LPD 552 例,占 14.7%,近年 LPD 也呈缓慢增多趋势。这些国外的数据表明了他们对 LPD 的态度,同时也说明 LPD 经过 20 多年的发展,在技术上已经成熟。

2.LPD 的利弊权衡与选择

当一项新的外科技术可行时,无论是外科医生还是患者最关心的还是其疗效。为此在美国临床试验注册中心,已有多项开放胰十二指肠切除术(open pancreaticoduodenectomy,OPD)与 LPD 的随机对照试验(RCT)登记注册,至今已完成并发表的前瞻性 RCT 有 4 篇:2017 年 Palanivelu 等完成的全球首项有关 LPD 与 OPD 的非盲法单中心 RCT - PLOT 研究、2018 年由 Poves 等完成的全球第 2 项 LPD 与 OPD 的非盲法单中心 RCT - PADULAP 研究、2019 年荷兰 4 家医学中心联合开展的单盲多中心 RCT - LEOPARD - 2 研究和 2021 年来自中国联合 14 家中心发表的迄今样本量最大的 RCT - TJDBPS01 研究。4 篇研究对主刀医生及其所在中心均提出严格的要求,主刀医生必须是熟练掌握 LPD 及 OPD 的胰腺专科医生,所在中心必须是胰腺外科手术高流量中心。除 2019 年荷兰 LEOPARD - 2 研究提前终止外,其他 3 项均按注册设计要求完成。3 项研究结论基本一致,即术后并发症(如胰漏、出血等)和病死率两组差异无统计学意义,但住院时间 LPD 组更短,因设计目的不包括术后中远期疗效,故研究的共同结论是经过选择的病例由经验丰富的术者施行 LPD,可获得与 OPD 相似的手术疗效,但平均住院时间更短。而荷兰的 RCT 在中期评估时,发现 LPD 组的严重手术并发症和手术病死率均明显高于 OPD 组,经伦理委员会审查后此项研究被提前中止。虽然近几年随着 LPD 的技术改进和术者经验的不断积累,获得成功的案例越来越多,术后近期的疗效稳步改善,但从手术技术难度来看,LPD仍是胰腺腹腔镜外科的"珠峰"。如同登山运动员一样,欲攻克这座世界最高峰,除了自己要有过人的体力、丰富的经验和充分的训练与准备,还要有天时地利的气候和运气方可顺利"登顶"。回顾攀登"珠峰"的近代史,每年虽有多个团队登顶成功,但遭遇不测的也不少,作为胰腺外科的"珠峰"——LPD,两者相比,外科医生能从中得到什么启示呢?相同的是如欲攻克"珠峰",都必须经过艰苦的训练和长期的实战经验积累;不同的是一旦登峰失败,付出生命代价的不是"登山者",而是其服务对象——患者。因此,当外科医生未做好充分准备即尝试行LPD,就是对生命的漠视,违背了医生治病救人的初衷。有人说,现今腹腔镜及机器人胰十二指肠切除术是一种外科时尚技术,对此观念笔者不敢苟同。外科手术技术不同于时装,它需要多年坚持不懈的学习、改进以提高疗效,不断翻新的设备及技术如果不能改变治疗效果则真可能成为一种"技术时装",很快会被喜新厌旧的"消费者"放弃。从已完成的LPD与OPD的临床RCT来看,LPD的主要优点是不增加手术并发症的同时缩短住院时间,这一点在欧美国家优势明显,因为这些国家的医院每天住院费用高昂,而手术耗材费用相对不高。我国正好相反,目前从经济角度比较来看,由于LPD的费用均明显高于OPD,而大型三甲医院的外科平均住院日多在10天左右,因此LPD的优势在国内并不明显。

3. 开展LPD需制定严格的培训计划及准入制度

LPD与所有的腹腔镜手术一样,术者早期开展必须经过"学习曲线"过程,这个阶段的长短取决于术者、设备、病例选择和教学培训的效果,在此期间患者可能要付出巨大代价来弥补术者基础经验的不足。Altman早在1992年针对腹腔镜胆囊切除术的流行发表了《医生的世界,当患者的生命成为外科医生学习新技术的代价》一文,即使在今天其观念仍值得深思。作者认为,新外科技术快速发展过程中给患者带来的意外伤害常被忽视,并被归结于"学习曲线"应付出的代价。从提前终止的荷兰RCT研究结果来看,虽然参与研究的8名专科医生均有微创和OPD技术基础和经验,但手术结果仍不理想。这一结果表明严格的LPD学习训练过程十分必要,因此,欧美多个学会达成了一些共识。其中 2020 年在美国迈阿密会议上的共识为"鉴于 LPD/RPD 的手术学习曲线长,技术操作难度大,建议仅在高流量大型肝胆胰中心由经验丰富的专科医生开展"。多项临床研究结果也显示,虽然 LPD 手术时间长、出血少,术后恢复快,但并没有证据表明给可以改善肿瘤患者的疗效。最近在国际微创胰腺外科联盟的支持下完成的一项问卷调查(即国际德尔格共识研究),涉及欧美亚 13 个国家 31 位胰腺外科顶级专家,统计分析得到 80% 以上的专家认同的观点。结果对可进行胰腺外科技术培训的医院、教师和接受训练的医生都设计有十分具体的有关医院管理、科室配备、教师与学员的手术经验和每年专科手术例数等细节要求,甚至规定选择实施培训 LPD 的病例不能为术前评估难以达到 R0 切除或需要联合器官切除的病例;同时要求受训者必须以做过 60 次以上 OPD,具有不包含胆囊切除的微创腹内器官切除经验;教学者应有腹腔镜或 RPD 50 例以上经验。由此可见,为了减少学习开展 LPD 或 RPD 时出现的严重手术并发症,国际微创胰腺外科联盟已形成了倡导业内遵守的原则和意见。

综合近年高质量的 LPD 与 OPD 临床 RCT 研究成果来看,虽然 LPD 已达到 OPD 的近期手术疗效,在技术上完全可行,甚至有创伤小和出血少的优势,但正如海德堡大学胰腺外科主任 Buüchler 教授在评审一项 LPD/OPD 的研究论文时所说:"外科手术的成功并不都取决于技术的可行,而取决于适应医患需求的技术进步,最重要的是使患者受益"。由于 LPD 在技术上的复杂性和对术者经验及设备的要求较高,目前国际专业学会多推荐仅在大型医院由经验丰富的专科医生实施,且不建议用于可能须行血管重建等的困难病例。就手术操作技术而言,LPD 可谓胰腺微创手术的"珠峰",外科医生要想登顶,必须经过严格训练,充分准备,准确选择合适病例,心怀敬畏之心循序渐进方可站上顶峰。

参考文献

[1] SHARPE S M, TALAMONTI M S, WANG C E, et al. Early national experience with laparoscopic pancreaticoduodenectomy for ductal adenocarcinoma: a comparison of laparoscopic pancreaticoduodenectomy

and open pancreaticoduodenectomy from the National Cancer Data Base Discussion[J]. J J Am Coll Surg,2015,221(1):175-184.

[2] ZUREIKAT A H,BEANE J D,ZENATI M S,et al. 500 minimally invasive robotic pancreatoduodenectomies: One decade of optimizing per-formance[J]. Ann Surg,2021,273(5):966-972.

[3] PANNI R Z,GUERRA J,HAWKINS W G,etal. National pancreatic fistula rates after minimally invasive pancreaticoduodenectomy: A NSQIP analysis[J]. J Am Coll Surg,2019,229(2):192-199.

[4] van OOSTEN A F, DING D, HABIB J R, et al. Perioperative outcomes of robotic pancreaticoduodenectomy: a propensity-matched analysis to open and laparoscopic pancreaticoduodenectomy [J]. J Gastrointest Surg,2021,25(7):1795-1804.

[5] CONROY P C,ALSEIDI A,ADAM M A. ASO author reflections:an objective hospital volume threshold for minimally invasive pancre-aticoduodenectomy[J]. Ann Surg Oncol,2022,29(3):1575-1576.

[6] SONG K B,KIM S C,LEE W,et al. Laparoscopic pancreaticoduode-nectomy for periampullary tumors: lessons learned from 500 con-secutive patients in a single center[J]. Surg Endosc, 2020, 34(3): 1343-1352.

[7] PALANIVELU C, SENTHILNATHAN P, SABNIS S C, et al. Randomized clinical trial of laparoscopic versus open pancreatoduodenectomy for periampullary tumours[J]. Br J Surg, 2017,104(11):1443-1450.

[8] POVES I, BURDÍIO F, MORATOÓ O, et al. Comparison of perioperative outcomes between laparoscopic and open approach for pancre-atoduodenectomy: The PADULAP randomized controlled trial[J]. Ann Surg,2018,268(5):731-739.

[9] van HILST J,de ROOIJ T,BOSSCHA K,et al. Laparoscopic versus open pancreatoduodenectomy for pancreatic or periampullary tumours (LEOPARD-2): a multicentre, patient-blinded, randomised

controlled phase 2/3 tria[J]. Lancet Gastroenterol Hepatol,2019,4 (3):199-207.

[10] WANG M,LI D,CHEN R,et al. Laparoscopic versus open pancreatoduodenectomy for pancreatic or periampullary tumours: a multicentre, open label, randomised controlled trial[J]. Lancet Gastroenterol Hepatol,2021,6(6):438-447.

[11] LAWRENCE K ALTMAN. The doctor's world; When patient's life is price of learning new kind of surgery[N]. The New York Times, 1992-06-23(C3).

[12] ASBUN H J,MOEKOTTE A L,VISSERS F L,et al. The miami interna tional evidence-based guidelines on minimally invasive pancreas resection[J]. Ann Surg,2020,271(1):1-14.

[13] KORREL M,LOF S,ALSEIDI A A,et al. Framework for training in mini-mally invasive pancreatic surgery: An international delphi consensus study[J]. J Am Coll Surg,2022,235(3):383-390.

[14] SCHNEIDER M,BÜCHLER M. Laparoscopic pancreatoduodenectomy: extensive learning curve,marginal benefits[J]. Lancet Gastroenterol Hepatol,2021,6(6):413-414.

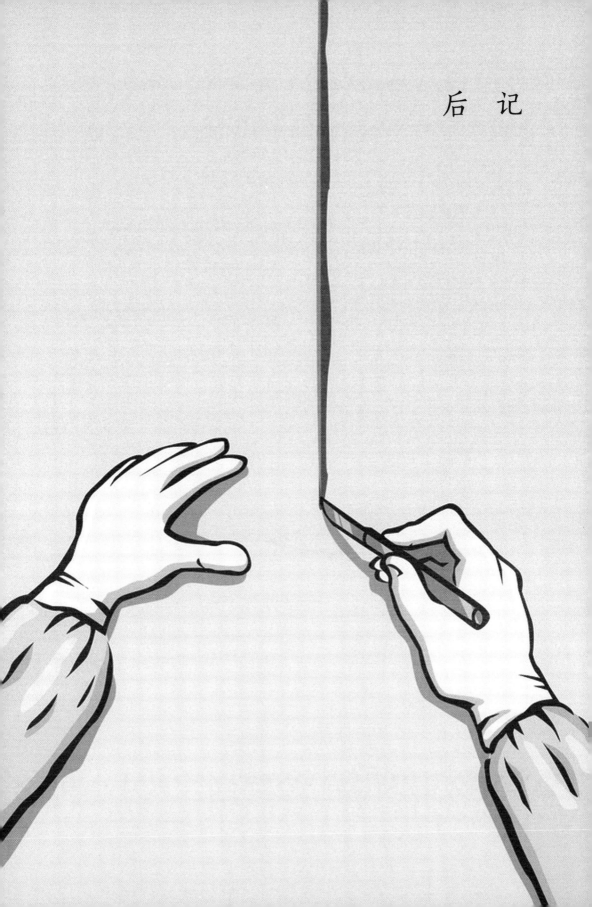

后 记

时光飞逝,转眼我已从风华正茂对自己外科生涯无比憧憬的青年变成一位退休医生,四十多年的职业生涯,经历了许多风风雨雨和喜怒哀乐。回头望去,我的成长之路也算一路坦途,与父辈相比我是个幸运儿,赶上了改革开放和国内外学术交流的好时机。家父在中华人民共和国成立前以优异的成绩考入同济医学院,当时九成教授为德籍,教学使用德语,教科书也是德文,可以说他接受了全面的德式医学教育。但由于战乱,他在流离颠沛中艰难完成学业,毕业后他师从裘法祖教授,在上海同济医院完成住院总医师工作,之后响应政府号召来到合肥支援建设安徽医学院。我深深地感受到他对我学习外科的支持和期望,也为我在 1988 年能获得公派赴德进修学习的机会而感到欣慰。其实当时在国外学习非常辛苦,我的儿子只有 4 岁,离家一年半仅通过不到 10 次电话,与家人全靠书信交流。虽然条件艰苦,但其间学到的外科手术技术和医院及科室管理经验,为我日后的成长打下了良好而扎实的基础,这也是我现今极力动员学生出国学习的原因之一。总之,子承父业的我问心无愧且无怨无悔,因为我真心地喜欢这个专业,也衷心感谢我夫人和儿子对我工作的理解、支持和帮助,这也是我获得事业成功的基石和保证。

近 20 年来外科学取得了突飞猛进的发展。当量子通信、5G 技术、手术机器人和人工智能在外科领域面临不断成功地被应用,使我们对未来外科学的发展有了更多的期待和愿景,同时也面临不少新的问题和挑战。为此,我在反思中写了几篇关于现代外科发展相关问题的文章,书中也一并附上,期待更多同行一起思考,共同进步。